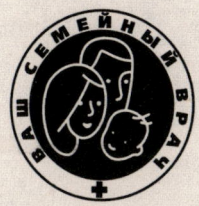

«Ваш семейный врач» придет на выручку всем, кто нуждается в медицинской помощи! Наши авторы — врачи-профессионалы с огромным опытом работы — просто и понятно расскажут о причинах возникновения того или иного заболевания, его симптомах, особенностях диагностики и лечения, возможных осложнениях.

В книги серии «Ваш семейный врач» попадают только:

- самые эффективные методы диагностики, профилактики и лечения;
- самые современные лекарственные препараты;
- самые надежные рецепты народной медицины!

Зачем болеть, если можно быть здоровым? Исцеление начинается с грамотного лечения!

Юлия Попова

ОТЛОЖЕНИЕ СОЛЕЙ

Самые эффективные методы лечения

Санкт-Петербург
ИК «Крылов»
2015

УДК 616.7
ББК 54.18
П58

П58 Попова Ю. С.
Отложение солей. Самые эффективные методы лечения. — СПб.: ИК «Крылов», 2015. — 128 с. — (Серия «Ваш семейный врач»).
ISBN 978-5-4226-0088-5

Боли в суставах, местное покраснение кожи и повышение температуры — симптомы, ясно указывающие на воспаление, вызванное нарушением кровообращения и отложением солей в суставных капиллярах. При длительном течении болезни может наступить полное разрушение хрящей и костей. Этому недугу подвержены чаще всего люди старше 30 лет, молодые, активные, и болезнь, сковывающая движения и сопровождаемая острой болью, лишает их трудоспособности и возможности вести привычный образ жизни.

Познакомившись с этой книгой, вы сможете привести в норму водно-солевой обмен в организме, нарушение которого является причиной отложения солей, снять острое воспаление и заняться лечением, скорректировать образ жизни, питания, физической активности. Верните себе жизнь без боли и будьте здоровы.

Данная книга не является учебником по медицине. Все рекомендации должны быть согласованы с лечащим врачом.

ISBN 978-5-4226-0088-5   © ИК «Крылов», 2015

Оглавление

Введение 8

Глава 1. Что такое отложение солей? 10

Обмен веществ 10

Строение суставов 15

Как начинается процесс отложения солей 19

Глава 2. Заболевания, вызванные отложением солей 24

Артрит 24

    Остеоартрит 25

    Подагрический артрит 25

    Как избежать артрита 26

Артроз 27

    Симптомы артроза 28

    Как лечить остеоартроз? 29

Подагра 41

    Симптомы подагры 41

    Как лечить подагру? 42

Радикулит..43
  Симптомы радикулита......................44
  Как лечить радикулит?.....................46
  Как предупредить радикулит?.........47

Остеохондроз 48
  Симптомы остеохондроза 48
  Почему возникает остеохондроз?....48
  Лечение остеохондроза 49

Глава 3. Методы лечения и профилактики..........51

Фитотерапия......................................51
  При нарушениях солевого обмена................51
  Народные средства при остеохондрозе........55
  Народные средства при подагре 60
  Народные средства при артрите 64

Очищение организма от солевых отложений............67
  Очищение рисом 67
  Очищение глиной...............................71
  Очищение дегтем 73
  Очищение медом 74
  Очищение семенами льна 75
  Очищение касторовым маслом 75
  Очищение крови от кислых солей ..76
  Народные рецепты очищения суставов............77

Ванны..81
  Солевая ванна..................................86
  Ванна с морской солью 87
  Ванна с осокой 90
  Медовая ванна..................................90

ОГЛАВЛЕНИЕ

　　Ванна с вытяжкой из хрена 91
　　Горчичная ванна 92
　　Ванна с хвощом 93
　　Ванна с корнем аира 94
　　Ванна с аиром и тимьяном ползучим 95
　　Ванна с сенной трухой 95
　　Шалфейная ванна 96
　　Глиняные ванны 97
Лечебные движения 99
　　Лечебная физкультура при артрите 99
　　Физкультура при остеохондрозе 105
　　Лечебная физкультура при радикулите 119

Введение

Боль в суставах и хруст при их сгибании, покраснение и отечность — все это признаки поражения суставов, широко известное в народе как «отложение солей». Однако многие подразумевают под этим диагнозом буквальное отложение поваренной соли, которую мы добавляем в пищу при готовке, и что если соль из рациона удалить, то и отложение солей пройдет само собой. Но нет — отложение солей, имеющее перечисленные выше симптомы, является следствием нарушения обмена веществ и называется «артроз» или «остеоартроз». Происходит перерождение хряща пораженного сустава в соединительную ткань, и он перестает выполнять свои основные функции скольжения и амортизации при движении. Чем опасно отложение солей? Причина многих «возрастных» болезней кроется в нарушении обмена веществ и водно-солевого баланса. Избыточный вес и ожирение, отеки, проблемы с суставами и нарушение артериального давления — все эти малоприятные явления хорошо знакомы людям старше сорока лет и связаны как раз с нарушением обменных процессов. За нормализацию их отвечают прежде всего почки: природный фильтр очищает кровь и выводит из организма отработанную жидкость вместе со шлаками и токсинами. Но с возрастом почки справляются со своей функцией уже не так хорошо: примерно в 40 лет начинают уменьшаться их масса и размеры, а значит, и число действующих нефронов — структурных единиц, которые выполняют в почках основную работу. Поэтому в зрелом возрасте необходимо повышать иммунитет, нормализовать солевой обмен и своевременно выводить избыток жидкости из организма, чтобы не заставлять почки чрезмерно работать.

Почему про отложение солей чаще всего говорят в связи с болями в суставах? При нарушении водно-солевого баланса острые как иглы кристаллы уратов (производные мочевой кислоты) откладываются в ткани суставов, вызывая в них воспаление. Обостряется заболевание чаще всего при изменениях погоды, употреблении слишком острой или жирной пищи, при стрессах или простудах.

Чтобы разобраться в сути заболевания, давайте рассмотрим сам процесс обмена веществ и механизм его нарушения. А также познакомимся со строением суставов и узнаем, какие заболевания суставов развиваются из-за излишнего содержания в них солей. Используя методы академической и народной медицины, вы сможете привести содержание солей в вашем организме к норме, а с помощью специально подобранных упражнений вернете своим суставам гибкость и подвижность.

Глава 1
ЧТО ТАКОЕ ОТЛОЖЕНИЕ СОЛЕЙ?

ОБМЕН ВЕЩЕСТВ

Для нормальной жизнедеятельности организма необходим постоянный состав внутренней среды: крови и межклеточных жидкостей. Способность отдельных клеток и всего организма в целом сохранять постоянство своей жидкой фазы с помощью многочисленных физиологических и биохимических реакций — одна из самых удивительных особенностей живой материи. Благодаря этой способности в различных внешних условиях параметры внутренней среды не выходят за определенные пределы, а, наоборот, всякий раз приводятся к наиболее благоприятному для жизнедеятельности уровню.

Поддержание постоянства (в определенных пределах) внутренней среды организма называется гомеостазом. Важную роль в сохранении гомеостаза играют органы выделения — почки, потовые железы, кишечник, а также печень и легкие, которые участвуют в удалении из организма конечных продуктов обмена веществ. Органы выделения работают не менее напряженно, чем сердце, мозг и другие жизненно важные системы организма.

Степень очищенности крови, клеток и тканей от шлаков во многом определяет физическое благополучие человека, его здоровье и работоспособность. С другой стороны, даже непродолжительная задержка ненужных веществ в организме вызывает различные нарушения, длительное же их накопление может быть причиной многочисленных хронических заболеваний.

Обмен веществ — это способность организма принимать, перерабатывать и усваивать пищу. В результате такого обмена организм получает энергию и материал для построения клеток. С пищей в организм поступают из внешней среды разнообразные вещества. В организме эти вещества подвергаются изменениям, в результате чего они частично превращаются в вещества самого организма. В этом состоит процесс ассимиляции. В тесном взаимодействии с ассимиляцией протекает обратный процесс — диссимиляция. Вещества живого организма не остаются неизменными, а более или менее быстро расщепляются с выделением энергии; их замещают вновь ассимилированные соединения, а возникшие при разложении продукты распада выводятся из организма. Выделяют нарушения белкового, жирового, углеводного, минерального, водного обмена.

В человеческом организме соли присутствуют в достаточно большом количестве. Все они делятся на две основные группы: растворимые и нерастворимые. Нерастворимые — это углекислые и фосфорные соли кальция, которые необходимы нашему организму для построения прежде всего костей, волос и зубов. Растворимые соли представлены в основном солями натрия и калия. Растворимых солей кальция в человеческом организме содержится очень мало, а растворимых солей магния, железа, меди, кремния еще меньше. А вот солей калия и натрия очень много, и они необходимы прежде всего для обеспечения нормальной работы сердца. Соли калия и кальция усваиваются в организме только в присутствии соли магния, также соли магния участвуют в огромном количестве внутриклеточных процессов, в передаче нервного импульса и мышечного расслабления сосудов.

Подагра связана с нарушением выведения из организма мочевой кислоты. Избыточное выделение с мочой мочекислых, фосфорнокислых и щавелевокислых солей может привести к выпадению этих солей в осадок и к развитию почечнокаменной болезни. Недостаточное выделение ряда конечных продуктов белкового обмена вследствие некоторых заболеваний почек приводит к уремии. Накопление в крови и тканях ряда промежуточных продуктов обмена веществ (молочной, пировиноградной, ацетоуксусной кислот) наблюдается при нарушении окислительных процессов, расстройствах питания и авитаминозах; нарушение минерального обмена может привести к сдвигам кислотно-щелочного равновесия.

Особенные проблемы доставляют организму соли кальция и мочекислые соли. Именно об отложении солей кальция и стали говорить как об отложении солей.

Солевые отложения кальция — это очень плотные структуры, со временем превращающиеся в настоящие кости. При нормальном функционировании организма этот процесс играет сугубо положительную роль. Постепенное оседание кальция в костях, начиная с момента зарождения человеческого организма, формирует костную основу. Благодаря именно этому механизму возможно сращение переломов костей. Достаточное потребление кальция и процесс постоянного обновления костной ткани спасают нас от такой неприятной вещи, как остеопороз. Остеопороз — это заболевание костей, название которого с греческого можно перевести как «пористые кости». Кости человека, больного остеопорозом, становятся не только более легкими, но и (что как раз и представляет основную опасность) более хрупкими, что значительно увеличивает риск переломов.

От остеопороза следует отличать сопутствующие ему состояния, которые, не будучи прогрессивными, не представляют особой опасности, например наступающее с возрастом снижение костной массы, то есть остеопения.

Остеопения — это нормальный физиологический процесс. Ее нельзя расценивать как болезнь, пока потеря костной массы не становится критической. Кроме этого, существует еще и процесс, называемый в медицинской практике остеомаляцией — нарушением минерального состава костей. Его можно представить как процесс, обратный отложению солей. Это своеобразное вымывание минеральных элементов из кости, ее размягчение.

С отложением солей в первую очередь связано такое весьма распространенное заболевание, как остеохондроз. Оно может носить воспалительный характер, и тогда оно называется инфекционным остеохондрозом. Но гораздо чаще оно развивается в результате нарушения, сбоя естественного механизма костеобразования в организме. Именно этот вариант остеохондроза и является следствием отложения солей.

Как мы уже говорили, отложение солей происходит в результате нарушения обменных процессов в организме, которые обычно регулируются автоматически. Например, если вам сильно хочется пить, значит, в организме накопилось слишком много солей. А если потянуло на солененькое, то, следовательно, в наличии переизбыток воды.

Процесс автоматического регулирования внутреннего минерального состава организма называется гомеостазом. Поддержание гомеостаза в норме — это своего рода гарантия здоровья. Дело в том, что человеческий организм представляет собой единую, четко сбалансированную систему. Каждый процесс, происходящий в нем, напрямую связан как с состоянием всего организма в целом, так и с каждым отдельным процессом, происходящим в нем. Поэтому сбой хотя бы в одном из механизмов, если его своевременно не устранить, может разрушить весь организм.

Чтобы этого не произошло, для поддержания нормальной жизнедеятельности необходимо наличие всех веществ. А самое главное, что усвояемость этих веществ напрямую зависит от наличия достаточного количества каждого из них в отдельности. В частности, усвояемость кальция непосредственно зависит от наличия в организме фосфора. Оптимальное соотношение кальция и фосфора для человека должно быть 2,5 : 1. Таким образом, если вы потребляете много кальция, а фосфора при этом в вашем организме очень мало, то весь неусвояемый избыток кальция будет выводиться с мочой и калом. А это в свою очередь приведет к тому, что недостающий кальций начнет вымываться из костей и в конце концов вызовет остеопороз или остеомаляцию. И это еще в лучшем случае. В худшем же лишний кальций поступит в кровь и может стать настоящим ядом для организма.

Однако даже и простого уравновешивания кальция и фосфора оказывается недостаточно для нормального поддержания гомеостаза. Ведь наш организм для поддержания нормальной жизнедеятельности нуждается не только в кальции и фосфоре, но еще и в достаточном количестве витамина D. Кроме того, ему необходимо еще и множество других минералов, и все они также тесно и пропорционально переплетаются между собой, как и кальций с фосфором. Так, усвояемость фосфора напрямую связана с наличием в организме йода, усвояемость йода — с кобальтом, кобальта — с железом, железа — с медью и калием и т. д.

Итак, мы выяснили, что, с одной стороны, любые соли совершенно необходимы для нормальной жизнедеятельности, а с другой — что в организме, нормально функционирующем и работающем без любого рода перегрузок, автоматически поддерживается равновесие, которое обеспечивает наше здоровье.

СТРОЕНИЕ СУСТАВОВ

Основные функции скелета — защитная и опорная, осуществляются благодаря различным соединениям костей, делающим скелет единым целым. Эти соединения удерживают кости друг возле друга и обеспечивают им большую или меньшую подвижность.

Сустав — одна из трех разновидностей соединения костей, главные особенности которого — наличие между объединенными костями просвета (полости) и синовиальной мембраны (оболочки, выстилающей сустав изнутри). Эти особенности обусловливают подвижность, разнообразие движений в суставе.

В каждый сустав входят суставные поверхности костей, покрытые хрящом, в некоторых суставах есть дополнительные хрящевые образования (например, мениски в коленных суставах). Суставной хрящ сглаживает неровности на суставных поверхностях костей, делает их соответствующими друг другу, амортизирует ударные нагрузки таким образом, что нагрузка на саму кость значительно снижается. Суставные поверхности многих костей сильно отличаются друг от друга, например, в плечевом суставе — головка плечевой кости по форме напоминает треть шара, а суставная впадина на лопатке — плоская. Суставной хрящ на лопатке делает эти поверхности соответствующими друг другу.

Суставной хрящ в норме ровный и гладкий, он постоянно увлажняется синовиальной жидкостью — особой смазкой, вырабатываемой оболочкой, которая покрывает сустав изнутри. Гладкость хряща и смазка обеспечивают значительное снижение силы трения в суставе, а значит, и нормальную подвижность. За счет этой же смазки суставной хрящ получает питательные вещества, так как в нем самом отсутствуют кровеносные сосуды, поэтому, если жидкости вырабатывается недостаточно (например, при воспалении) или, наоборот, слишком много, нарушается функция хряща, а в итоге и всего сустава.

Суставы покрыты суставной капсулой — соединительнотканной мембраной, которая плотно срастается с надкостницей костей, образующих сустав. Внутри при этом образуется суставная полость — щель между костями. В некоторых местах капсула сустава имеет большую толщину и плотность — это связки суставов, которые могут располагаться как вне полости сустава, так и внутри нее (например, крестообразные связки в коленных суставах). Связки укрепляют сустав, ограничивают движения в нем.

В некоторых суставах (например, в плечевом, коленном) внутренняя оболочка образует суставные сумки, или выпячивания. Эти сумки окружают сухожилия мышц, проходящих в области суставов, и таким образом уменьшают их трение друг о друга, о кости. По разным причинам эти сумки нередко воспаляются, что отрицательно сказывается на функционировании сустава.

Во всех тканях человеческого организма постоянно происходят сложные многочисленные процессы обмена веществ, разрушения и восстановления. Не составляет исключения и костная ткань, которая несет очень серьезную опорную и защитную функцию. Тем не менее эта ткань не является чем-то постоянным и неизменным. В ней, так же как и во всех остальных тканях организма, постоянно происходят обменные процессы, в результате которых и сохраняются все ее свойства.

Детство и подростковый возраст — самые важные периоды развития, формирования нормальной костной ткани человека. Однако и у взрослых могут происходить значительные изменения в состоянии костей. Часто они очень тесно связаны с питанием, общим состоянием здоровья, физическими нагрузками.

В костной и хрящевой тканях происходят следующие основные процессы:
- рост;
- формирование;
- обновление.

Рост и формирование завершаются в подростковый период, после чего длина и форма костей остаются практически неизменными, а процессы обновления происходят в течение всей жизни. Обновление заключается в удалении старых или поврежденных участков ткани и замещении их новыми. Таким образом при занятиях спортом и фитнесом происходит заживление микротравм. При этом важны не только процессы роста новой ткани, но и удаление старой, только баланс процессов разрушения и восстановления обеспечивает поддержание нормальной функции любой, в том числе и костной, ткани.

На процессы обновления костной ткани влияют следующие моменты:
- гормональный фон в целом и содержание конкретных гормонов — женских половых гормонов (эстроген), гормона паращитовидных желез (паратиреоидный гормон), гормона щитовидной железы (кальцитонин);
- питание — особенно употребление продуктов, богатых кальцием;
- физические нагрузки. Наибольший положительный эффект для костной и хрящевой ткани, а также для укрепления связок имеют силовые тренировки.

Наибольшего развития костная ткань достигает в период, когда заканчивается рост костей. У девушек это происходит в среднем в 17 лет, у юношей — к 18 годам. В возрасте 20—29 лет костная ткань находится на пике своего развития, но необходимо учитывать, что из-за влияния большого количества факторов на состояние костей у каждого конкретного человека эти показатели могут сильно отличаться от средних величин.

По мере старения организма процессы разрушения костной ткани начинают преобладать над процессами восстановления, таким образом, нарушается баланс, что приводит к снижению плотности костной ткани. Кроме того, значительное влияние на баланс между восстановлением и разрушением ткани оказывает двигательная активность (плотность костной ткани значительно снижается при длительном постельном режиме), гормональный фон (у женщин в период менопаузы нередко развивается остеопороз — снижение плотности костной ткани), недостаточное потребление продуктов, богатых кальцием и витамином D.

Хрящ покрывает все суставные поверхности костей. Во многом именно от состояния суставного хряща зависит нормальное функционирование сустава. По своему составу хрящевая ткань значительно отличается от костной ткани. В суставном хряще содержится очень много воды (в хряще головки бедренной кости молодого человека — 75 г на 100 г ткани) и особое вещество — гиалуроновая кислота. Она помогает основному веществу хряща связывать воду, что и обеспечивает упругие и эластические свойства хрящевой ткани.

Большую часть основного вещества хрящевой ткани составляет коллаген — основной белок соединительной ткани. Коллаген содержится также в коже, входит в состав сухожилий. Существует несколько видов коллагена, их различные сочетания придают хрящевой ткани прочность.

КАК НАЧИНАЕТСЯ ПРОЦЕСС ОТЛОЖЕНИЯ СОЛЕЙ

Теперь настала очередь разобраться с тем, в результате каких нарушений «включается» процесс отложения солей.

При постоянных физических нагрузках в сухожилиях рано или поздно появляются слабые, истощенные участки. Происходит это потому, что в длительно деформированной мышце нарушается кровообращение. Причем более всего это касается именно сухожилия, имеющего менее богатую, чем мышечные волокна, сосудистую сеть. Это нарушение наблюдается тогда, когда мышечное сокращение вызвано продолжительным пребыванием этой части тела в одном положении.

Более всего нарушению кровообращения способствует однообразие движений, создающее условия для всевозможных нарушений в нашем организме. Если вовремя не обратить на это внимание и не дать мышцам своевременный отдых, то эти места организм начинает «усиливать» сам. К ним поступает повышенное количество солей кальция, в результате чего начинается постепенное обызвествление истощенных участков. Это происходит до тех пор, пока истощенное сухожилие не превратится в настоящую кость, чем вызывает ограничение подвижности. Такой процесс и называется отложением солей.

Причем происходит это не только в преклонном и зрелом возрасте, но и в юности, например, в результате искривления позвоночника (сколиоза), который во многом развивается от неправильной посадки у многих школьников. Для этого бывает вполне достаточно даже небольшого искривления. В этих случаях роль избыточной нагрузки может играть сгорбленное положение школьника за партой и за рабочим столом дома. Такие систематические искажения осанки приводят в конце концов и к искажению позвоночника, к его фиксации в наиболее привычном положении, что к двадцати годам может привести к «круглой» спине без перспективы на выравнивание. Сильные искажения позвоночника при сколиозе бывают в основном при врожденных патологиях и, к счастью, встречаются довольно редко.

Как именно происходит обызвествление? Сначала слабые места замещаются коллагеновым хрящом; способность этого участка противостоять растяжению уменьшается, поскольку хрящ растягивается плохо и в конце концов раньше или позже разрывается. И тогда образовавшиеся трещинки заполняются известковыми вкраплениями, которые потом прорастают костью. Этот же процесс может включиться при повреждении участка мышц или сухожилий в результате травмы или резкой чрезмерной нагрузки. Особенно часто это происходит с позвоночником.

Но изменением одного участка мышцы процесс, увы, не заканчивается, поскольку на границе хряща и здорового волокна постоянно существует чрезмерное натяжение здорового волокна, и, как следствие, при любой усиленной нагрузке, без которой в жизни обойтись практически невозможно, возникают новые разрывы, снова заполняющиеся солями кальция. Этот процесс трудно уловим и еще более трудно остановим. Надо внимательно следить за такими симптомами, как усталость и ломота в сокращенных мышцах, и своевременно снимать с них напряжение.

Большое значение имеет тот факт, что кость представляет собой живую ткань с высокой чувствительностью к различным регуляторным, контролирующим механизмам. Прежде всего эта ткань активно участвует в обмене веществ, в частности в поддержании на определенном уровне минерального состава крови. Таким образом, костная система является подлинным хранилищем неорганических соединений и служит одним из основных регуляторов внутренней среды организма.

Костные клетки обладают очень высокой активностью и осуществляют сложные биохимические процессы синтеза и разложения костной ткани с помощью множества биологических катализаторов — ферментов. Костная ткань постоянно меняется, активно участвуя во всей внутренней жизни организма. Регуляция же процессов, происходящих в самих костях, осуществляется гормонами.

Одни гормоны стимулируют процессы биосинтеза, например гормон кальцитонин, другие вызывают противоположное действие — расщепление (растворение) костной ткани (например, гормоны околощитовидных желез). Кроме этого, огромную роль во внутренней регуляции метаболизма (внутреннего обмена веществ) костной ткани играют витамины, особенно A, C и D. В здоровом организме все биохимические процессы, происходящие в костной ткани, строго сбалансированы. Нарушение хотя бы какого-либо одного из многочисленных звеньев внутренних обменных процессов может привести к возникновению патологии скелета.

Наиболее важное значение в этих обменных процессах принадлежит кальцию. Именно нарушения кальциевого обмена лежат в основе многих заболеваний костной системы.

Но отложение солей — это не только окостенение связок и хрящей. Поскольку соли выводятся из организма через почки, то, естественно, почки могут оказаться именно тем органом, который прежде всех остальных пострадает от отложения солей. В этих случаях развивается мочекаменная болезнь, которая также доставляет немало неприятностей. Толчком для ее развития могут стать внешние причины — травмы и перенесенные операции. Но гораздо чаще мочекаменная болезнь развивается в результате нарушения внутренних обменных процессов. В этих случаях мочевая, щавелевая и фосфорная кислоты образуют, соединяясь с избытком кальция, труднорастворимые соли. Разрозненные, свободно выделяемые кристаллы этих солей превращаются сначала в песок, а затем во все более и более крупные образования — камни.

Итак, отложение солей со временем может вызвать различные заболевания:
- в почках – мочекаменную болезнь;
- в суставах позвоночника — остеохондроз;
- в суставах пальцев ног — подагру;
- в нервных окончаниях — радикулит.

Познакомимся с их симтомами, узнаем о методах лечения и профилактики.

Глава 2
ЗАБОЛЕВАНИЯ, ВЫЗВАННЫЕ ОТЛОЖЕНИЕМ СОЛЕЙ

АРТРИТ

Слово «артрит» в переводе с латинского означает «воспаление сустава». Если у вас поражены воспалением не один, а много суставов, заболевание будет называться полиартритом (греческая приставка «поли» означает «много»).

Вообще под артритом подразумеваются всевозможные заболевания суставов воспалительного характера, возникающие как от проникновения инфекции (туберкулез, бруцеллез и др.), так и при нарушении обменных процессов (подагра). Артрит может развиться и как следствие ревматизма — инфекционно-аллергического поражения суставной ткани, возникающего, в свою очередь, после ангины или других стрептококковых заболеваний.

Среди причин, которые порождают эту болезнь, медики чаще всего называют наследственную предрасположенность, малоподвижный образ жизни, неправильное питание, экологию, пагубно влияющую на здоровье, и различные инфекции. Существует достаточно большое количество видов артрита, вызванных различными причинами.

Артрит проявляется прежде всего болью сустава при движении, а также покраснением и увеличением в объеме (опухолью) в месте поражения. В области сустава заметно повышается температура. В полости сустава может накапливаться жидкость — воспалительный выпот, или экссудат.

Кроме того, заболевание это сказывается и на общем состоянии организма: появляется слабость, повышается температура. Чаще всего артрит затрагивает суставную жидкость, однако, если его не лечить, переходит на хрящ, связки, сухожилия и кости.

Остеоартрит

Такой вид артрита называют еще деформирующим, или старческим. Это распространенная форма воспаления суставов, которой больше всего страдают пожилые люди. Причина тоже довольно определенная — малоподвижный образ жизни. Начало остеоартрита чаще постепенное, иногда в связи с травмой; поражаются обычно лишь немногие суставы, но стойко, чаще коленные, позвоночные, пальцевые. Иногда бывает изолированное поражение отдельного сустава, например тазобедренного, чаще у пожилых мужчин, плечевого сустава, позвоночника, чаще поясничной области. У больных может быть повышено содержание сахара в крови, замедлен обмен веществ.

Подагрический артрит

Причиной этого заболевания является нарушение обмена веществ и неправильное питание. В результате отложения солей мочевой кислоты в различных органах возникает острое воспаление суставов и образуются множественные узелки, которые с трудом рассасываются. Одна из самых распространенных причин подагры — неспособность почек выводить из организма необходимое количество мочевой кислоты. Отличительный «признак» подагрического артрита — поражение плюснефалангового сустава большого пальца стопы. Первый приступ болезни чаще всего начинается ночью болью именно в суставе этого пальца. Потом боль постепенно будет вас отпускать в течение одной-двух недель, а затем повторится. К суставу пальца могут присоединиться суставы ступни, голени, колена. Поскольку подагра — это артрит обменного происхождения, вы можете обнаружить у себя на ухе небольшие шишечки — это образования накопившейся и невыведенной мочевой кислоты. После обращения к врачу, проведения анализов крови и мочи диагноз станет точным. При лечении подагры чаще всего назначают антибиотики.

Как избежать артрита

Болезнь проще не допустить, чем потом лечить ее. Это утверждение известно многим. И если в вашей семье кто-то из родственников уже болеет артритом, то вероятность того, что вы можете заболеть, увеличивается. Но помимо неблагоприятной наследственности повышает шансы заболеть артритом и наш образ жизни. Ведь многочисленные стрессы, сидячий образ жизни, то, что мы практически перестали заниматься спортом, наша экология — все это приводит к тому, что людей, больных артритом, становится все больше. Поэтому, чтобы предупредить болезнь, вам нужно пересмотреть некоторые жизненные позиции. Постарайтесь на работе и дома в течение дня найти способ избежать бесчисленного множества повторяющихся движений. Делайте небольшие перерывы, если у вас сидячая работа, и выполняйте в это время несложные физические упражнения. Это позволит сохранить ваши мышцы сильными и гибкими. Нагрузка на мышцы увеличивается, если вес человека велик, поэтому артриты чаще всего встречаются среди тучных людей. Многочисленные исследования, да и просто здравый смысл подсказывают, что чем вес ближе к норме, тем меньше лишних килограммов давит на тазобедренные и коленные суставы. И следовательно, уменьшается вероятность заболеть артритом.

Если у вас есть предрасположенность к болезням суставов, то вам следует заранее поддержать организм такими профилактическими мерами, как специальные общеукрепляющие и витаминизированные чаи.

АРТРОЗ

Многих из нас рано или поздно подстерегает участь быть пораженными артрозом — неизменным спутником старости. По статистике, после 45 лет каждый шестой человек страдает этим недугом. Особую «любовь» артроз испытывает к женщинам; они, согласно все той же статистике, страдают этой болезнью в 2 раза чаще мужчин.

Связанный с нарушением обмена веществ в межсуставном хряще, артроз имеет еще одно, более полное медицинское название — остеоартроз. При артрозе на рентгенограмме у больных четко просматривается костная аномалия — это не отложение, а разрастание подхрящевой кости.

Хрящ человека выполняет две основные функции: скольжение и амортизацию. А у любой кости есть такое свойство: если по ней систематически ударять, стучать, то в этом месте она начинает утолщаться. И этот постоянный внутренний стук при ходьбе, ежедневное физическое воздействие, травмирующее маленькие и нежные суставчики, вызывают разрастание хрящевой кости, то есть образование своего рода шипов. Поскольку хрящ перестает нормально амортизировать нагрузки, нарушается скольжение, теряется целостность хряща — он постепенно как бы стирается.

Поражение суставов тазобедренных и нижних конечностей — артроз — может протекать самостоятельно, но может также сочетаться с остеохондрозом, развивающимся в результате отложения солей.

Кроме этого, к артрозу приводят большие физические нагрузки и связанные с ними травмы и микротравмы, поэтому артроз — частое явление у спортсменов (особенно у боксеров, борцов, бегунов и футболистов), танцоров, каскадеров.

Симптомы артроза

Артроз начинается с характерного хруста в суставах при движении, с течением времени этот симптом только нарастает и становится постоянным. Стоит ли говорить о том, что остеоартроз существенно осложняет жизнь, приводя к *периартриту* (воспалению окружающих сустав тканей), *синовиту* (воспалению оболочки, выстилающей полость сустава) и как следствие — к боли.

Болезнь имеет тенденцию прогрессировать, постепенно все более ограничивая подвижность и работоспособность человека. Со временем она может вызвать стойкое ограничение дееспособности и даже инвалидность.

Если шипы разрослись, процесс этот уже необратим. Ограничение подвижности в этом случае означает по сути полную неработоспособность сустава. Особенно опасен запущенный артроз крупных суставов — коленных и тазобедренных. Здесь может развиться *некроз кости* — отмирание и разрушение костной ткани.

Как лечить остеоартроз?

Поскольку остеоартроз — заболевание достаточно сложное, его диагностику и лечение должен проводить специалист, хорошо знающий все особенности этого заболевания. В начальных стадиях обычно применяются обычные противовоспалительные препараты. Если болезнь уже приняла более затяжной характер и осложнена периартритом или синовитом, врачи назначают местные инъекции кортикостероидов — гормоноподобных веществ.

В случаях когда болезнь уже серьезно запущена, остается единственный способ помочь больному — хирургическая операция по замене пораженного сустава на искусственный. Но здесь следует иметь в виду, что подобная операция — вещь очень дорогостоящая, длительная и травматичная. Она связана с большой кровопотерей, с длительным периодом реабилитации и по возрастным показаниям назначается далеко не всем.

Профилактика артроза

Профилактика артроза достаточно проста и доступна практически любому человеку независимо от возраста и пола. Прежде всего нужно более осмотрительно подходить к физическим нагрузкам, стараться избегать резких движений. И еще — следить за собственным весом, чтобы не носить лишние килограммы.

Артроз поражает не только пожилых людей. Среди страдающих артрозом много спортсменов. Как правило, это гимнасты, прыгуны, борцы. У них развитие артроза связано с микротравмами, на которые поначалу не обращают внимания. Но приходит время, и они начинают напоминать о себе. Происходит это оттого, что при ушибах и растяжениях на хряще и суставной сумке образуются трещины и надрывы. Возникает местное воспаление, которое заканчивается появлением местных рубцов. Часть эластичных волокон заменяется грубыми коллагеновыми, которые будто заплаты. Кроме того, в микротрещины проникает внутрисуставная жидкость, приводящая к дальнейшему разрушению. Сустав теряет свои опорные и двигательные свойства и, защищаясь, образует костные наросты — шишки — *остеофиты*. Они увеличивают площадь опоры, но уменьшают подвижность и провоцируют боль.

Артроз появляется и в тех случаях, когда применяют растяжки для увеличения подвижности суставов. Но при прекращении занятий спортом мышцы слабеют, а сустав остается разболтанным. И снова появляются остеофиты.

Факторами риска в развитии артроза могут быть также наследственность и высокий рост, поскольку перегрузка в точках опоры очень велика.

Медикаментозное лечение

Рассмотрим основные группы медикаментов, применяемых для лечения артрозов: анальгетики (обезболивающие), противовоспалительные средства и препараты удлиненного действия. Первые две группы используют при выраженных проявлениях клинических симптомов: боли и воспалении сустава. В последние годы активно разрабатывают группу препаратов, оказывающих влияние на обменные процессы в суставе, называемых «противоартрозными» или «хондропротекторами».

Следует серьезно относиться к этим препаратам, учитывать возможные побочные действия, внимательно изучить рекомендации к их применению.

Обезболивающие средства

К ним относятся препараты группы парацетамола. Они имеют различные одноразовые и суточные дозировки (внимательно изучайте сопроводительные листки), обычно легко переносятся. Особую осторожность в применении этих препаратов следует проявлять пациентам с печеночной и почечной недостаточностью. Парацетамол считается препаратом первого выбора, что не исключает возможности применения других обезболивающих средств.

Противовоспалительные средства

Назначение этой группы медикаментов обусловлено активной фазой артроза с наличием болей, выпотом и отеком сустава, вызванным воспалением синовиальной оболочки. Нестероидные противовоспалительные препараты обладают также противоболевым действием, и их активно назначают при лечении артрозов, несмотря на ряд побочных эффектов. Их преимуществом считается возможность применения в виде таблеток и свечей. Среди известных препаратов этой группы: ацетилсалициловая кислота (аспирин), диклофенак, ибупрофен, напроксен, индометацин и другие. При их назначении уменьшаются воспалительные явления, боли и отек, улучшается функция сустава. Разовая и суточная доза препаратов различна. Действие этих средств продолжается от нескольких часов до суток, при этом отчетливо снижается интенсивность жалоб. Обычно их принимают нерегулярно, но в случае «активного» артроза они незаменимы. Опытные пациенты регулируют их прием самостоятельно. Например, перед уходом в театр или на концерт, где некоторое время нужно будет находиться в вынужденном положении, можно принять 50—75 мг ибупрофена.

В качестве недостатка этих препаратов можно отметить раздражающее действие на слизистую оболочку желудка, которое проявляется жалобами у 5—10% пациентов. Чаще всего это зависит от дозы лекарства. Редко возможны аллергические проявления со стороны почек, печени и крови. Поэтому принимать эти препараты нужно после еды. Если препарат при первичном срочном приеме не вызвал неприятных ощущений в области желудка, то его можно использовать и в дальнейшем. Не следует забывать, что у пожилых людей остается высоким риск желудочного кровотечения и даже перфорации (прободения) желудка. Риск осложнений возрастает при язвенной болезни, а также при сочетании этих препаратов с глюкокортикоидами и антикоагулянтами.

Экспериментально установлена степень риска этих препаратов (по возрастанию): ибупрофен — мелоксикам — диклофенак — напроксен — индометацин. Учитывая, что большинство пациентов, страдающих артрозами, перешагнули 60-летний возрастной порог, врачи перед назначением медикаментозного лечения назначают анализ крови для проверки функции почек. При длительном лечении также следят за работой печени.

При болях, связанных с краткосрочной нагрузкой на пораженный сустав, предпочтительнее препараты короткого действия. Лекарственные средства со сроком действия больше суток можно рекомендовать только пациентам с длительными болями и ограниченными жизненными возможностями. При сильных болях в суставе и невозможности посетить врача можно самостоятельно принять 1—2 таблетки аспирина. Но ни в коем случае нельзя принимать больше 6 таблеток в день без медицинской рекомендации. Специалисты отмечают, что эти медикаменты несовместимы с алкогольными напитками.

Нельзя изменять дозировку препарата, рекомендованную врачом. Если появятся боли в области желудка или темный стул, немедленно прекратите принимать препарат и сообщите об этом врачу. В виде инъекций применять препараты этой группы нецелесообразно из-за серьезных осложнений.

Кортикостероидные препараты

Для медикаментозного лечения артроза, сопровождаемого воспалением, болями и выпотом, используют гормональные препараты — глюкокортикоиды. Целесообразнее вводить их прямо в сустав. При этом предоставляется возможность удалить экссудат. Обычная доза — 10—40 мг подобного средства в комбинации с местным обезболивающим препаратом. Особенно выражен положительный эффект при острой стадии заболевания. Подобные инъекции могут избавить вас от боли на долгое время. При одноразовом применении побочные явления очень редки. При длительном назначении кортикостероидов возможно изменение кожи живота и бедер в виде специфических полосок, отеки, реже происходят некротические изменения в суставе. Естественна опасность занесения инфекции при пункции сустава.

Абсолютным противопоказанием для инъекции в сустав является местное воспаление кожи, гнойная инфекция сустава, повышение температуры невыясненной этиологии. При сахарном диабете назначение кортикостероидов нежелательно из-за снижения защитных свойств организма.

Препараты, оказывающие влияние на обменные процессы в суставе

Пока нет препаратов, способных остановить прогрессирование артроза. Однако сейчас активно разрабатываются новые препараты — хондропротекторы, то есть защитники суставов, которые содержат основные компоненты хрящевой ткани. На ранних стадиях артроза они способны замедлить развитие болезни. Другая группа этих препаратов — гели высокой вязкости, которые вводятся в полость сустава в виде инъекций. Они служат дополнительным амортизатором (как прослойка) и подпитывают хрящ полезными веществами. Их действие длится около полугода, потом приходится повторять лечение. Лучший результат достигается при заживлении посттравматических дефектов молодых организмов. Когда болезнь зашла далеко и выраженно повреждены ткани, такая терапия оказывает лишь поддерживающий эффект. Иногда препараты, вводимые в сустав, называют «искусственной суставной жидкостью». Одно из подобных средств получают из гребешка петуха.

Лекарственные средства пролонгированного действия

В мировой практике их называют SADOA (slow acting drugs in osteoarthritis — препараты медленного действия для лечения остеоартритов). Они снижают воспалительные явления, но в отличие от описанных ранее противовоспалительных препаратов действуют медленно и не имеют выраженных побочных эффектов. Наиболее известными являются гиалуроновая кислота и глюкозамин.

Гиалуроновая кислота имеется в хрящевой ткани и синовиальной жидкости, повышает ее вязкость, тем самым улучшает смазку и обменные процессы в элементах сустава, выполняет защитную функцию. Ученые полагают, что гиалуроновая кислота обладает противовоспалительным и обезболивающим эффектом. Препарат применяется в виде внутрисуставных инъекций, но в отличие от кортикостероидов обладает стойким эффектом. Чаще всего назначается при лечении артроза коленного сустава. Использовать этот метод можно на любой стадии заболевания, особенно в тех случаях, когда вышеперечисленные группы препаратов не эффективны, плохо переносятся или дают осложнения. Побочные воспалительные реакции, возможные в 10% случаев, устраняют с помощью других медикаментозных средств. Для исключения подобных осложнений сегодня создаются очищенные препараты. При наличии выпота сначала удаляют его с помощью пункции, вводят кортикостероидный препарат, создают суставу покой, обеспечивают холод. Через 2—3 дня можно вводить этот препарат. Обычно курс лечения состоит из 3—5 инъекций через каждые 7—10 дней. Повторить курс можно через 6 месяцев — 1 год. Глюкозамин содержится в хитиносодержащих чешуях морских животных, выпускается в виде таблеток, обычно хорошо переносится.

Питание

При артрозе незначительное увеличение уровня мочевой кислоты в крови может раздражать суставы и способствовать развитию воспаления. Если показатели мочевой кислоты выросли, придется сократить, а по возможности даже прекратить употребление мяса.

Больным артрозом особенно полезна средиземноморская диета, богатая овощами и фруктами, а также оливковым маслом, содержащим много витамина Е.

Для строительства здорового хряща и устранения его дефектов необходим приток множества полезных веществ, которые содержатся в овощах, фруктах, вышеупомянутой рыбе, салатах, картофеле и отварном мясе (лучше птица).

Физическая активность

Хрящевая ткань как здорового, так и больного сустава нуждается в постоянном движении (сдавлении и расслаблении), которое способствует питанию хряща и оптимальной смазке суставных поверхностей. Целесообразны движения без толчков и чрезмерных нагрузок в пределах имеющихся границ. Желательно избегать травм суставов. Полезны регулярные гимнастические упражнения, плавание при температуре воды 26—28 градусов, особенно гимнастика суставов в воде, катание на велосипеде.

Ультразвуковая терапия

Использует эффект пульсации, играющий роль «микромассажа». Возможно применение при этом лекарственного геля, содержащего, например, диклофенак или индометацин, или других препаратов, проникающих в подлежащие ткани. Ультразвук обладает также некоторым тепловым действием, способствует рассасыванию экссудата, снижает боли. Он противопоказан при наличии локальной инфекции.

Электротерапия

При лечении артрозов широко применяются токи различной частоты. Они хорошо переносятся больными, улучшают кровообращение и обмен веществ, способствуют оттоку отработанных веществ и процессу регенерации тканей, снижают боль. С помощью ионофореза можно подвести к глубоким тканям сустава через кожу необходимые лекарственные вещества. Эти методы имеют мало побочных действий и легко выполнимы, поэтому при лечении артрозов на ранних, незапущенных стадиях предпочтительны различным вмешательствам в сустав (инъекции, артроскопия, операция). Сегодня в продаже есть немало различных аппаратов для электротерапии в домашних условиях. Однако перед самостоятельным лечением электрическим током целесообразно проконсультироваться со специалистами. Так, электротерапия противопоказана при искусственном сердечном клапане, металлических имплантантах в районе предполагаемого лечения, местных кожных заболеваниях, повышеной температуре тела.

Магнитотерапия

Это — разновидность электротерапии. Имеется ряд работ, показавших хорошие результаты при лечении многих суставов с помощью магнитного поля. Научные исследования в этом направлении продолжаются.

Лазеротерапия

Позволяет снять отечность в области пораженных уставов и значительно уменьшить болевой синдром. Она способствует нормализации температуры суставов, при этом улучшаются процессы региональной и общей микроциркуляции. Это позволяет восстановить в той или иной степени функцию суставов.

Рентгенооблучение

Этот метод лечения артрозов применяют давно. При этом дозы облучения выше, чем при рентгенодиагностике, но ниже, чем при облучении злокачественных опухолей. Во многих случаях рентгенооблучение позволяло пациентам надолго забыть о своих жалобах, так как уничтожалось большинство воспаленных клеток и улучшались обменные процессы в тканях. Этот метод предпочтителен для неоперабельных больных, когда нет возможности назначить другую терапию. Также эффективно подведение радиоактивных веществ в специальной свинцовой камере к суставу. Понятно, что пациентам, планирующим завести детей, такое лечение не назначают.

Акупунктура

Уже более 3000 лет китайская медицина использует специальные иголки, которые устанавливают в точках, «ответственных» за тот или другой орган. Этот вид терапии с успехом применяется для устранения боли. Акупунктура позволяет активизировать собственные силы организма и восстановить нормальный энергетический баланс. Существуют различные методики данного лечения, при этом используют точки на теле или на ухе. В настоящее время применяют также воздействие на точки электрическим током или лазером. Можно осуществлять и точечный массаж по специальным схемам.

Преимущество акупунктуры — быстрое действие и отсутствие побочных эффектов, недостаток — непродолжительность действия. Опыт показал, что наилучший результат достигается при лечении артрозов плеча, шейного отдела позвоночника и рук, несколько хуже показатели при терапии поясничного отдела позвоночника, локтя и колена.

Акупунктура не может оказать лечебное действие на поврежденный хрящ, поэтому нужно щадить сустав и по окончании лечения и устранения симптомов.

Массаж

В комбинации с другими физиотерапевтическими средствами массаж улучшает функцию суставов, способствуют расслаблению спазмированной мускулатуры, улучшению лимфодренажа и обменных процессов в окружающих суставы мягких тканях.

Приемлем и самомассаж. Приведем основные его приемы на примере тазобедренного сустава.

1. Поглаживание на верхней части ягодицы и поясничной области — 8—10 раз. То же на нижней части ягодицы и верхней трети бедра.

2. Разминание мышц вокруг тазобедренного сустава. Вначале мышцы разминаются основани-

ем ладони — 5—6 раз, затем подушечками четырех пальцев (кругообразно), причем пальцы разводятся врозь, а вращение делается в сторону мизинца.

Если боль не очень сильная, то после разминания проводят растирания вокруг тазобедренного сустава.

3. Растирание: а) пунктирное — подушечками четырех пальцев во всех направлениях; б) кругообразное — подушечками четырех пальцев; в) кругообразное — гребнями пальцев; г) кругообразное — гребнем большого пальца, который сгибается и упирается в указательный. Каждый прием выполняется по 5—8 раз.

Заканчивается самомассаж потряхиванием и поглаживанием. С ослаблением болей каждый прием повторяется чаще, увеличивается их число.

Самомассаж делайте 2—3 раза в день, лежа, предельно расслабив мышцы, окружающие сустав.

При деформирующем артрозе хорошо помогает и вибрационный массаж с использованием электрического ручного массажера или аппарата «Тонус». Можно употреблять и механический массажер. Однако сеанс аппаратного массажа всегда начинается и заканчивается ручным. Это особенно важно на первоначальной стадии лечения, а также при сильных болевых ощущениях в суставе. Массирование массажными аппаратами не должно превышать 7—8 минут.

Лечебный массаж и физиотерапия в сочетании с гирудотерапией (лечением пиявками) дают небывалый эффект при лечении заболеваний и травм опорно-двигательного аппарата. Улучшение наступает довольно быстро и держится в среднем около 4 недель. Вероятно, механизм такого лечения схож с действием акупунктуры.

ПОДАГРА

В основе заболевания лежит нарушение обмена веществ с отложением избытка мочевой кислоты в различных органах, особенно в суставах. Вокруг этих отложившихся солей происходит воспаление с образованием болезненных узелков, являющихся специфическим признаком подагры. Отложение солей мочевой кислоты чаще всего наблюдается в суставах пальцев ног, поскольку там наиболее тонкая сеть капилляров. Неслучайно слово «подагра» в переводе с греческого означает «капкан ноги». Тем не менее подагрой могут быть поражены и другие органы. Например, возможна подагра ушных раковин, подагрический нефрит (поражение почек), миокардит (подагрическое поражение сердца) и т. д. Однако все это бывает довольно редко, чаще всего подагра поражает именно суставы.

В развитии этой болезни важную роль играет избыточное употребление пищи (особенно мяса и мясопродуктов, жирных, острых продуктов) и алкоголя, а также малая подвижность.

Симптомы подагры

Долгое время процесс идет скрыто, и вдруг человек неожиданно замечает, что один из суставов на ноге (а порой и на руке) словно немного увеличился — это значит, что вокруг него образовалось много извести и камней, в результате чего сустав, воспалившись, распух, и началось воспаление. Развивается заболевание несколько лет и поначалу протекает, к сожалению, малозаметно. А в это время к пораженному суставу присоединяются другие, и когда их количество переходит определенный рубеж, начинаются сильные боли, которые, помимо всего, еще и ограничивают подвижность ног (или рук) и изменяют их внешний вид.

Заболевание сопровождается острыми приступами, которые происходят в основном в ночное время или под утро. Накануне приступов обычно наблюдается общее ухудшение самочувствия, а также увеличение объема мочи. Причем такие приступы происходят, как правило, после хорошего застолья — обилия мясной и рыбной, особенно жареной, пищи, яиц и алкоголя. Вдруг среди ночи после такого застолья больной просыпается от острой и нестерпимой боли в одном из пораженных суставов. Сустав краснеет и распухает. У больного повышается температура, начинается озноб, порой это сопровождается рвотой. Приступы могут продолжаться от трех часов до суток. Затем боль постепенно стихает, опухоль опадает, появляется зуд и начинает шелушиться кожа. В дальнейшем при отсутствии соответствующего лечения приступы становятся менее острыми, зато более частыми. Попутно развиваются различные поражения не только больных суставов, но и внутренних органов. Развивается, хотя и довольно медленно, деформация суставов. Иногда подагрические вздутия на них вскрываются, и на этих местах образуются язвы.

Как лечить подагру?

При лечении подагры рекомендуется обильное питье, следует применять мазь Вишневского, аспирин, реопирин, в промежутках между приступами — уродан. Особенно важна диета. Она заключается в резком ограничении белковой пищи (в том числе и растительной), а также крепкого чая, кофе и алкоголя.

РАДИКУЛИТ

Нарушение обмена веществ в организме нередко приводит и к такому заболеванию, как радикулит. Особенно часто возникает пояснично-крестцовый радикулит у лиц пожилого возраста. Происходит это прежде всего в результате возрастных изменений в обмене минеральных солей. Подобные изменения выражаются в отложении солей в позвонках, непосредственно у выхода корешков из позвоночного канала, то есть в районе межпозвоночных отверстий. Сужение этих отверстий из-за солевых отложений способствует сдавливанию и раздражению корешков.

Причинами радикулита могут быть и мелкие травмы, ушибы поясничной области, неловкие движения при случайном падении или при подъеме чрезмерных тяжестей, а также длительная физическая нагрузка у непривычных к ней людей. Все это, даже не вызывая повреждений позвоночника, связок и мышц, приводит к перерастяжению, порой весьма резкому, самих нервных корешков или седалищного нерва. Иногда при этом в нервной ткани возникают мелкие, «точечные» кровоизлияния.

Как показывает практика, пагубную роль в развитии радикулита играет переохлаждение. Заболевание часто возникает практически сразу же после длительного пребывания в холодной воде, после работы в сыром холодном помещении или даже после того, как человек просто посидел на холодном камне или на сырой земле. И иногда дело здесь не только в продолжительном резком или интенсивном охлаждении. Известно немало случаев, когда болезнь развивалась после, казалось бы, кратковременного пребывания на холоде. Например, радикулитом может заболеть человек, вышедший из парилки на мороз. Таким образом, весьма часто достаточно просто некоего толчка, заключающегося в резкой смене температур.

Представление о том, что пояснично-крестцовый радикулит якобы безобидное заболевание, совершенно ошибочно. Иногда он приобретает затяжное, длительное течение, может сопровождаться мучительными болями и надолго отрывать человека от привычной работы. Нередко радикулит возвращается через некоторые промежутки времени.

Симптомы радикулита

Радикулит, поражающий, как правило, пояснично-крестцовый отдел, может вызывать боли и в других частях тела. Эти боли связаны с рефлекторным спазмом мышц. Так реагируют мышцы в области плечевого и тазового поясов, подколенные мышцы, икроножные мышцы и мышцы бедра. Резкая боль в мышце возникает в моменты ее краткого напряжения — при потягивании, при поворотах и т. п. Одновременно с этим могут быть пережаты нервы и сосуды, боль в таком случае распространяется по всем разветвлениям пораженного нерва.

Но для нас прежде всего важно то, что это может случиться при подъеме непривычных тяжестей и чрезмерной физической нагрузке, особенно у лиц старшего возраста. И важно это потому, что в этих случаях включение механизма отложения солей зависит только от нас самих, а значит, и может быть остановлено или предупреждено без посторонней помощи.

Радикулит проявляется не у всех одинаково. Как правило, он неожиданно заявляет о себе внезапной пронизывающей болью в поясничной области. В народе такие приступы получили очень меткое название — прострелы. Обычно такой прострел проявляется при резких движениях, особенно при разгибаниях после работы в наклонном положении.

Иногда боли проявляются постепенно, понемногу охватывая всю поясничную область или только одну половину поясницы. Эти болевые ощущения усиливаются при движениях, кашле и особенно беспокоят ночью. Температура поднимается редко. Сон нарушается лишь в том случае, если возникают резкие боли. Кроме того, больные часто жалуются на «ползание мурашек», ощущения покалывания, жжения, онемения или похолодания в области бедра или голени. Может изменяться чувствительность кожи на отдельных участках.

При радикулите нередко изменяется осанка, отчего могут возникнуть искривления позвоночника. В тяжелых случаях наблюдаются нарушения роста волос и ногтей, повышенная утомляемость и раздражительность.

Однако не следует забывать, что боли в поясничной области и нижних конечностях могут быть не только проявлением радикулита, но порой являются симптомами других заболеваний, более серьезных. Поэтому любое лечение следует предпринимать, только предварительно посоветовавшись с опытным врачом. Обратиться к врачу следует еще и потому, что только специалист может определить, нет ли у больного противопоказаний к тому или иному виду лечения.

Как лечить радикулит?

В настоящее время существуют различные способы лечения этого заболевания, а также множество лекарственных препаратов. По характеру действия все лечебные мероприятия делятся на две группы.

Одна группа направлена прежде всего на снятие болей, изнуряющих больного и вызывающих ограничение (иногда значительное) его подвижности. Другая группа лечебных мероприятий направлена на устранение причин, вызывающих данное заболевание. Обе группы мероприятий применяются одновременно, поскольку это единственно возможный путь достигнуть хорошего эффекта от лечебных процедур.

На начальном этапе заметное облегчение приносят болеутоляющие лекарства, особенно такие, как анальгин или аспирин. На ночь целесообразно принимать снотворное, поскольку общее мышечное расслабление не только снижает болевые ощущения, но еще и останавливает сам процесс развития болезни.

Есть мнение, что само по себе обезболивание не только бесполезно, но даже и вредно, поскольку отвлекает человека от борьбы с недугом. Но такие обезболивающие препараты, как анальгин или пенталгин, не только снимают боль, но и воздействуют на само воспаление. Новокаин же вообще считается не только обезболивающим средством. Он расширяет сосуды, улучшая питание тканей и обменные процессы, успокаивает вегетативную нервную систему, что особенно важно при радикулите. Расслабление, снятие напряжения и спазма мышц уже само по себе является целительным.

В то же время следует весьма осторожно относиться ко всевозможным прогреваниям, поскольку в некоторых случаях это может обострить процесс. Ведь прогревание увеличивает приток крови, а это может привести к увеличению отека и тем самым к усилению боли. А если диагноз поставлен не точно (например, если вы определили его сами, а не врач), может еще и усилить процесс развития заболевания, в том числе и какого-либо другого.

Как предупредить радикулит?

Во-первых, необходимо закаливать организм. Во-вторых, следует изменить условия труда и быта. Люди, имеющие склонность к различным нарушениям обмена веществ, нуждаются в рациональном, хорошо сбалансированном питании. Это предупредит резкие нарушения обменных процессов в организме.

Что касается закаливания, то здесь подразумеваются не просто обливания или обтирание холодной водой, как это, может быть, многим представляется. Закаливание — это не только приучение организма к перепадам температур, но еще и приспособление его к возрастанию физических нагрузок. Лучший способ такого рода закаливания — систематическое занятие спортом, регулярные обтирания холодной водой, купание, солнечные и воздушные ванны.

Благотворное влияние на организм оказывает ежедневная утренняя гимнастика. Огромное значение для общего оздоровления организма имеет и правильная организация отдыха. Следует чередовать физические и умственные нагрузки. Стараться регулярно бывать на свежем воздухе, совершать прогулки. Всякий полноценный отдых, позволяющий восстановить трудоспособность и зарядить человека энергией, обеспечивает высокий тонус нервной системы, создает хорошее, бодрое настроение, укрепляет организм и снижает возможность заболевания не только радикулитом.

ОСТЕОХОНДРОЗ

Остеохондроз — заболевание костного хряща (от греч. *osteo* — кость и *hondros* — хрящ) — развивается в результате нарушения, сбоя естественного механизма костеобразования. Этот сбой является следствием отложения солей.

Симптомы остеохондроза

Симптомы проявляются в зависимости от того, к каким именно органам подходят нервные окончания корешков спинного мозга. Так, в начальной стадии заболевания могут отмечаться головокружение, головная боль, бессонница, напряженность в мышцах, плохое настроение, «прострелы», сильная боль в спине, отдающая в ногу, болевые ощущения в области седалищного нерва. Межреберная невралгия, люмбаго, радикулит, судороги и боль в икрах, ишиас, синдром псевдостенокардии — все это проявления остеохондроза. Не редкость и боли в области печени, сердца, в подложечной области и кишечнике. Очень часто боль при остеохондрозе похожа на приступ стенокардии.

Почему возникает остеохондроз?

Первая группа факторов риска развития остеохондроза — разумеется, профессиональный риск. Существует целый ряд профессий, требующих длительного сокращения мышц спины и, соответственно, особенно грубого, и притом длительного ущемления межпозвоночных дисков.

Вторая группа факторов риска — риск поведения. Во многом состояние здоровья зависит от правильного поведения человека. Дурная привычка горбиться или сутулиться — уже причина для возникновения этого заболевания.

Наконец, третья группа — риск лечения. Многие клиенты центров мануальной терапии жалуются, что после процедур у них усиливаются боли. Дело в том, что прямолинейные вытягивания при остеохондрозе не только малоэффективны, но нередко просто вредны. Достаточно лишь слегка переусердствовать, вытягивая позвоночник, — и ущемление межпозвоночных дисков становится еще болезненнее.

Лечение остеохондроза

Принципы лечения остеохондроза:
1) постельный режим;
2) прием лекарственных средств;
3) проведение физиопроцедур.

Самыми распространенными в настоящее время являются нестероидные противовоспалительные средства (НПВС), то есть медикаменты, не содержащие гормонов. Однако не следует применять эти средства без консультации врача — у них есть много противопоказаний (случаи, в которых применять эти лекарства нельзя). Обратите внимание, что эти препараты нельзя принимать в виде таблеток и инъекций при язвенной болезни желудка и двенадцатиперстной кишки, при язвенном колите и гастрите.

Для заболеваний суставов в первую очередь важен обезболивающий эффект, а потому чаще при остеохондрозе используются следующие препараты (в скобках указаны аналоги разных фирм):

1) диклофенак (ортофен, вольтарен, диклобене, наклофен, бетарен);

2) индометацин (бурана, мотрин, реумафен, бруфен);

3) бутадион (реопирин, пирабутол);

4) пироксикам (толдин, роксикам, пирокс, эразон);

5) кетопрофен (кетонал, остофене, профениде, кнавоне).

Рекомендуются растирания пораженных суставов, оказывающие обезболивающее, отвлекающее и местное раздражающее, согревающее действие.

Чтобы успокоить нервную систему, устранить тревогу, страх, расслабить мышцы, а кроме того, улучшить настроение и тем самым наладить работу внутренних органов, специалисты советуют регулярно пить успокаивающие травяные сборы. Это даст вам возможность легче переносить боль и хорошо отдохнуть во время сна.

Глава 3
МЕТОДЫ ЛЕЧЕНИЯ И ПРОФИЛАКТИКИ

ФИТОТЕРАПИЯ

Настои из лекарственных трав — народное профилактическое средство от проявлений отложения солей. Самым известным и распространенным из них является обыкновенный зеленый чай, который, кроме того, стимулирует функции кожи, прочищает поры и вызывает потоотделение.

Приведенные ниже рецепты настоев помогают нормализовать солевой обмен. Для их приготовления нужно использовать только стеклянную или глиняную посуду.

При нарушениях солевого обмена

Бруснику, цветы синего василька, шалфея и траву вероники смешать в равных пропорциях и залить 1 ч. ложку сбора 1 стаканом кипятка. Настаивать 20 минут и пить за один прием в горячем виде.

* * *

Укроп, лист смородины, плоды рябины, семя петрушки и тыквы взять в равных пропорциях, хорошо измельчить, особенно ягоды и семена. Заварить 200 г смеси 1 л кипятка. Настаивать 1 час и пить теплым по 1 стакану с сахаром или медом.

* * *

Листья земляники, брусники и липы смешать в равных количествах с липовым цветом и заварить вместе с чаем. Класть в чайник с заваркой по 1 ч. ложке и выпивать каждый день не меньше 2 л.

* * *

Цветы ромашки (3 части) смешать с травами подмаренника (1 часть) и татарника (5 частей), шишками хмеля (2 части) и кукурузными рыльцами (3 части). Заварить 1 ст. ложку сбора 300 мл кипятка, настаивать 20 минут, выпить в 2 приема вечером с медом.

* * *

Измельчить в ступке 1 ст. ложку высушенных корневищ аира, залить 1 стаканом холодной кипяченой воды и настаивать в течение 6 часов. Процеженный настой пить по 1 ст. ложке 3 раза в день.

* * *

Залить 5 ч. ложек коры барбариса 2 стаканами кипятка и настаивать в термосе в течение 4 часов. Принимать по $1/3$ стакана 4 раза в день. Курс лечения — 1,5 месяца.

* * *

Кипяченую воду слегка охладить и засыпать в нее листья березы из расчета 5 ч. ложек листьев на 1 стакан воды. Настаивать в течение 5 часов, затем настой слить в отдельную посуду. Листья снова залить водой в той же пропорции и настаивать еще 6 часов. Процедить и соединить с первым настоем. Этот настой хранить в темных стеклянных бутылках. Принимать по $1/4$ стакана 3 раза в день после еды.

* * *

Высушенную и измельченную траву вереска залить холодной кипяченой водой из расчета 1 ч. ложка на $1/2$ стакана воды. Дать настояться в течение 4 часов. Принимать по $1/2$ стакана 4 раза в день за 1 час до еды.

* * *

Залить 1 ст. ложку цветков пижмы обыкновенной 1 стаканом кипятка, настаивать, укутав, 2 часа, затем процедить. Пить по 1 ст. ложке 4 раза в день за 20 минут до еды. Можно использовать и наружно.

* * *

Залить 4 ч. ложки ягод черники 1 стаканом кипятка, настаивать, укутав, 4 часа, можно подсластить. Пить по $1/4$ стакана 6 раз в день.

* * *

50 г сухой травы вахты трехлистной залить 2 стаканами холодной кипяченой воды, настаивать 8 часов, затем процедить. Пить по $1/2$ стакана 2—4 раза в день до еды.

* * *

Нарезать ломтиками 3—5 неочищенных яблок, залить водой, кипятить в закрытой посуде 10 минут, настаивать 4 часа. Пить в теплом виде.

* * *

Залить 2—3 растения мокрицы 2 стаканами кипятка, настаивать 1 час в тепле. Процедить, отжать и пить по $1/2$ стакана 3 раза в день. Комбинировать с компрессами из мокрицы.

* * *

Залить 400 г овса 6 л кипятка и варить, пока не останется 3 л жидкости. Процедить, добавить 100 г меда, еще раз довести до кипения и поставить в холодное место. Перед употреблением добавить лимонного сока. Пить слегка подогретым, маленькими глотками, натощак, по 1 стакану 3 раза в день.

* * *

Залить 1 ст. ложку свежих корней сельдерея 2 стаканами кипятка и настаивать в термосе 3 часа. Процедить и пить по 2 ст. ложки 3—4 раза в день.

* * *

Залить 2 ч. ложки семян льна 1,5 стакана воды и проварить. Настаивать 20 минут и 5 минут взбалтывать в бутылке, процедить. Принимать по 1 ст. ложке 5 раз в день.

* * *

Взять 5 ст. ложек иголок можжевельника, по 3 ст. ложки луковой шелухи и ягод шиповника. Измельчить, залить 1 л кипятка и варить на медленном огне 10 минут, настаивать ночь. Процедить и выпить за день в несколько приемов. Курс лечения — 1,5 месяца.

* * *

Залить 1 ч. ложку сухой коры ивы 2 стаканами холодной кипяченой воды, настаивать 4 часа, процедить. Пить по $1/2$ стакана 2—4 раза в день до еды.

* * *

Залить водой 100 г зерен пшеницы и поставить в теплое место. Когда появятся ростки величиной в 1 мм, промыть и пропустить через мясорубку, добавить растительное масло и соль по вкусу. Есть по 100 г утром натощак.

* * *

Пропустить через мясорубку 3 головки чеснока и 4 лимона, добавить 2 л воды. Выдержать 5 суток. Принимать 3 раза в день по 50 г за 30 минут до еды.

* * *

Насыпать в пол-литровую банку цветы сирени, залить доверху водкой, настаивать 21 день в темном месте, затем процедить. Принимать по 30 капель 3 раза в день до еды. Курс лечения — 3 месяца. Этой же настойкой можно делать растирания и компрессы.

* * *

Взять в равных пропорциях спирт, сок крапивы и мед. Все размешать и настаивать 2 недели. Принимать по 30 г перед едой 3 раза в день.

Народные средства при остеохондрозе

Взять 1 ст. ложку сухой травы тысячелистника обыкновенного на 1 стакан кипятка. Укутав, настаивать 1 час, затем процедить. Принимать по 1 ст. ложке 3—4 раза в день до еды при болях.

* * *

Взять 1 ст. ложку цветочных корзинок пижмы обыкновенной на 1 стакан кипятка. Укутав, настаивать 2 часа, процедить. Принимать по 1 ст. ложке 3—4 раза в день за 20 минут до еды.

* * *

Взять 1 ч. ложку сухих корневищ и корней марены красильной на 1 стакан остуженной кипячёной воды. Настаивать 8 часов, процедить. Остаток залить кипятком, настоять 10 минут, процедить. Затем оба настоя смешать. Принимать по $1/2$ стакана 4 раза в день.

* * *

Высушенные цветки сирени обыкновенной насыпать в бутыль и залить 0,5 л водки, настоять 8—10 суток. Принимать по 30—40 капель 2—3 раза в день и одновременно делать компрессы из этой же настойки или натирать ею больные участки.

* * *

Сок из свежих растений сельдерея пахучего пить по 1 ч. ложке 2—3 раза в день. Можно также 1 ст. ложку свежих корней настоять на 2 стаканах кипятка 4 часа. После процедить. Принимать по 1 ст. ложке 3—4 раза в день за 30 минут до еды. Можно в этой же пропорции настаивать сельдерей в холодной воде (4 часа) и принимать по $1/4$—$1/3$ стакана 3 раза в день после еды.

* * *

Смешать 1,5 стакана сока редьки с 1 стаканом чистого мёда и с $1/2$ стакана водки. Сюда же добавить 1 ст. ложку соли. Всё хорошо перемешать. Принимать по 1 рюмке этой смеси перед сном. Этой же смесью можно растирать больные места.

* * *

Залить 1 стакан зерен овса 1 л воды, томить до выпаривания $1/4$ части жидкости. Процедить. Принимать слизистый отвар (можно со сливками, медом — по вкусу) по $1/2$ стакана 3 раза в день до еды. Очень хорошо помогает при боли в суставах.

* * *

Настой из коры белой черемухи: 1—2 ст. ложки коры залить 1 стаканом водки. Настаивать 2 недели и пить.

* * *

Залить 1 стаканом кипятка 1 ч. ложку травы тимьяна (другие названия этого растения — чабрец, богородская трава), настаивать 30 минут. Принимать по 1 ст. ложке настоя 3 раза в день.

* * *

Залить 1 ч. ложку листьев брусники 1 стаканом кипящей воды и настаивать 2 часа, процедить. Принимать по 1—2 ст. ложки 3—4 раза в день перед едой.

* * *

Наполнить бутылку на $1/3$ плодами и листьями брусники, остальные две трети залить спиртом, настоять на солнце. Пить по рюмке 2 раза в день.

* * *

Прокипятить 1 ст. ложку листьев брусники в трех стаканах воды 10 минут, в течение 1 часа дать настояться, а затем процедить. Пить по 1 стакану 3 раза в день перед едой.

* * *

Разбавить 2 ст. ложки брусники $^2/_3$ стакана охлажденной кипяченой воды, добавить мед или сахар по вкусу. Пить по $^1/_2$ стакана 3—4 раза в день после еды.

* * *

Лечебным эффектом обладают корни лопуха первого года жизни. Их разрезают, если они очень крупные, на куски 10—15 см длиной и 1—1,5 см шириной. Годны и семена лопуха. Растение оказывает противовоспалительное действие, применяется против инфекционных заболеваний, нормализует обмен веществ, работу кишечника, является лечебным средством против отложения солей.

Взять 2 ст. ложки измельченных сушеных корней, заварить 1 стаканом кипятка и настаивать (желательно в термосе) 2 часа. Процедить и пить 3 раза в день по $^1/_2$ стакана. Помогает при радикулите, ревматизме и многих других болезнях.

* * *

Настаивать 3 ст. ложки измельченных листьев лопуха в течение 4 часов в 3 стаканах кипятка. Пить по 1 стакану 3 раза в день.

* * *

Отвар из корней конского щавеля — отличное средство для профилактики остеохондроза. Берут 1 ст. ложку измельченных корней на 1 стакан воды. В течение 15 минут кипятят, процеживают и принимают по 1 ст. ложке 3—5 раз в день.

* * *

Свежие листья щавеля хорошо промывают холодной водой, отжимают и ошпаривают кипятком. Потом их разминают ложкой или толкушкой. Затем через плотную ткань зеленую массу отжимают в эмалированный тазик или кастрюлю и кипятят 3—5 минут. Во время еды употребляют 1—2 ст. ложки 3 раза в день.

* * *

На 3 л кипятка взять 50—100 г сухой травы шалфея, настаивать 30 минут. Процедить и добавить настой в ванну. Показан и при артрите.

* * *

Заварить 1 ч. ложку травы череды 1 стаканом кипятка и настаивать 40 минут. Пить по 1 ст. ложке 4—5 раз в день.

* * *

Залить 1 ст. ложку сухих цветков и травы пижмы 1 стаканом воды. Пить по 1 ст. ложке 3—4 раза в день, за 20 минут до еды.

* * *

При радикулитах и ревматизме плоды можжевельника можно просто есть, заваривать и пить как чай или настой — в лечебных целях. Настой или отвар готовят из измельченных ягод (1 ст. ложка на 1 стакан воды) и принимают по 1 ст. ложке 3—4 раза в день. Очень хорошо помогает можжевеловое масло, которое используют для втираний.

* * *

Залить 25 г корня или коры барбариса 100 мл спирта. Принимать по 30 капель 3 раза в день.

* * *

Для изготовления настойки зверобоя нужно сухую, измельченную траву 2 недели настаивать на водке или спирте в соотношении 1 : 10. Принимать по 30—40 капель с небольшим количеством воды.

* * *

Калган, или лапчатка прямостоячая, применяется в виде спиртовой настойки. Залить 20 г калгана 100 мл спирта, настаивать 40 дней на свету. Принимать по 40 капель перед едой.

Отвар из него готовят, взяв 1 ст. ложку высушенных и измельченных корней на 1 стакан воды. Кипятят 15 минут. Принимают по 1 ст. ложке 3 раза в день. Делают компрессы, втирают. Можно приготовить мазь из порошка высушенного калгана на сливочном масле (1 : 20).

Народные средства при подагре

Отвар черной бузины употребляется при подагрическом артрите. Использовать можно любую часть кустарника — цветы, кору, листья, корни. Только не спутайте черную бузину (она растет в виде кустарника с белыми цветами) с вонючей бузиной травянистой, которая выглядит почти травой и имеет неприятный запах и белые с красными тычинками цветы. Отвар готовят из расчета 1 ст. ложка цветов на 1 стакан кипятка. Употреблять по $1/3$ стакана 3—4 раза в день перед едой, лучше горячим и с медом, особенно на ночь.

* * *

Залить 1 ч. ложку травы буквицы (полевого шалфея) 1 стаканом кипятка и 2 ст. ложками портвейна, настоять, как чай, укутав на 15 минут. Принимать по $1/3$ стакана 3 раза в день перед едой.

***

Залить 1 ч. ложку мелко измельченных корней сабельника болотного (декопа) 1 стаканом кипятка, настоять и принимать по $^1/_2$ стакана перед едой.

***

Можно сделать и спиртовую настойку из корня или стебля. Залить 250 г сухого корня 0,5 л водки, настаивать в темноте 3 недели. Принимать по 1 ст. ложке 3 раза в день перед едой. Лечение этим средством продолжается 2—3 месяца и дает отличные результаты при постоянном приеме.

***

Собрать водяную ряску в июне, высушить ее на решете, часто переворачивая и встряхивая, затем истолочь, смешать с медом, сделать круглые шарики величиной с горошину и принимать по 1—2 штуки 3—4 раза в день.

***

С белокочанной капусты снять верхний, самый зеленый лист, вымыть, вырезать толстые жилки, расплющить и опустить на несколько секунд в воду температурой не более 60 °C, вынуть и снова окунуть, и так 3—4 раза. Высушить лист полотенцем и наложить на больное место, прикрыв сверху марлей. Когда лист потемнеет, снять и заменить свежим. Так делать до снятия боли.

***

Корень лекарственного одуванчика, в котором содержится особое горькое вещество тараксацин, собирают осенью, моют, сушат и размалывают в порошок. Затем смешивают с медом и принимают по

2—3 шарика размером с горошину 3 раза в день. Это отличное средство для выведения вредных солей.

***

Залить 2 ст. ложки цветов сирени 1 стаканом водки или спирта. Дать настояться неделю в темном месте, периодически встряхивая. Принимать по 20—30 капель (спиртовой) или по 50 капель (водочной) настойки 3 раза в день перед едой.

***

Настаивать 10 г свежих листьев американской агавы 10 дней в темноте на $1/2$ стакана спирта. Принимать по 20 капель 3 раза в день.

***

Это старинное средство, использующее лишь малую толику целительных средств волшебного корня, но людям, склонным к запорам, его лучше не употреблять. Поместить 1 ст. ложку калгана (лапчатки прямостоячей) в $1/2$ стакана спирта и настаивать 40 дней на свету. Принимать по 40 капель перед едой раз в день.

***

Брусничный лист можно пить, как чай, можно смешивать его с ромашкой и липовым цветом или листьями малины в равных пропорциях и принимать, как чай, но не больше 4 стаканов в день.

***

Залить 1 ст. ложку коры или корня барбариса $1/2$ стакана спирта и настаивать в течение 3 дней. Принимать по 30 капель 3 раза в день. Это средство способствует растворению мочекислых солей, что приводит к уменьшению подагрических узелков и снятию мышечных болей.

* * *

Заварить стакан зерен овса (не овсяных хлопьев!) 1 л кипятка и кипятить, пока объем не уменьшится наполовину. Процедить и добавить к отвару 2 стакана молока, снова прокипятить 10 минут и снова процедить. Принимать по 1 стакану 3 раза в день.

* * *

Залить 50 г травы шалфея 3 л кипятка и кипятить в течение 10 минут. Опускать в остывающую смесь пораженную конечность и парить 30 минут. В остывающую воду можно понемногу добавлять кипяток, чтобы вода не оказалась ниже температуры тела. Затем укутать больное место и лечь в постель. Процедуру повторять каждый день в течение месяца. Такие припарки отлично рассасывают все подагрические узелки.

* * *

Натертый на терке корень цикория залить кипятком до получения жидкой кашицы и проварить. Затем этим отваром густо намазать больное место и держать прикрытым полотном по полчаса несколько раз на дню.

* * *

Залить 1 ст. ложку измельченных листьев черной смородины 0,5 л кипятка, настаивать 3 часа, процедить. Пить по $1/2$ стакана 4 раза в день.

* * *

Взять в равных частях траву зверобоя, ромашку аптечную, липовый цвет и цветы черной бузины. Настаивать несколько часов, процедить и принимать по 1 стакану 2 раза в день.

***

Взять равные части цветов черной бузины, листьев крапивы двудомной, корня петрушки, коры ивы, смешать. Залить 1 ст. ложку сбора 1 стаканом кипятка, настаивать 30 минут, процедить и пить по 1 стакану 2 раза в день.

***

Взять по 1 части коры ивы, коры крушины, корней полыни горькой, по 2 части листьев крапивы двудомной, травы лабазника вязолистного, травы спорыша, травы зверобоя, листьев березы и листьев багульника болотного. Залить 3 ст. ложки сбора 1 л воды, дать настояться 4 часа, кипятить 5 минут и процедить. Весь отвар выпить теплым за 4 приема в течение дня.

***

Залить 2 ч. ложки листьев брусники 1 стаканом кипятка, прокипятить на слабом огне 15 минут и выпить мелкими глотками в течение дня.

***

Залить 4 ч. ложки измельченного корня пырея ползучего 1 стаканом холодной кипяченой воды, настаивать 12 часов в прохладном месте, процедить. Оставшееся сырье повторно залить 1 стаканом кипятка, настаивать 10 минут, процедить. Настой смешать и принимать по $1/2$ стакана 4 раза в день.

Народные средства при артрите

Залить 5 ст. ложек измельченных ягод и хвои можжевельника и 3 ст. ложки шиповника 1 л кипятка и кипятить на слабом огне 10 минут. Настаивать ночь, процедить и выпить за день.

***

Взять траву хвоща полевого, листьев толокнянки, травы грыжника голого в равных количествах, смешать, залить 2 стаканами кипятка. Настоять и процедить, выпить в 3 приема. Курс лечения — 1 неделя, затем 3 дня перерыв и снова неделя приема.

***

Листья крапивы, корень петрушки, траву фиалки трехцветной, листья березы смешать в равных количествах. Залить 1 ст. ложку смеси 1 стаканом кипятка и держать на водяной бане 10 минут. Настаивать 30 минут, процедить. Пить по $1/2$ стакана 3 раза в день теплым.

***

Приготовить смесь из коры ивы, цветов черной бузины, листьев крапивы и корня петрушки, взятых в равных количествах, Залить 1 стаканом кипятка, кипятить 5 минут на слабом огне, настоять 20 минут, процедить. Пить по 2 стакана в день.

***

Взять по 2 части багульника, листьев подорожника, цветов ромашки и череды и по 1 части листьев брусники и ягод можжевельника. Все измельчить и смешать. Залить 2 ст. ложки смеси 2 стаканами кипятка, укутать и настаивать 5 часов. Процедить, пить по $1/2$ стакана 3 раза в день.

***

Взять по 200 г травы багульника, зверобоя, хвоща и по 100 г жостера, почечного чая и травы тысячелистника, измельчить и перемешать. Залить 2 ст. ложки сбора 2 стаканами кипятка, настаивать 5 часов. Пить по $1/2$ стакана в день перед едой.

* * *

Взять по 100 г травы адониса, цветков боярышника, листьев березы, травы хвоща и 200 г травы пустырника, измельчить и перемешать. Залить 2 ст. ложки сбора 2 стаканами кипятка, настаивать 5 часов. Пить по ¹/₂ стакана 3 раза в день.

* * *

Взять по 100 г травы адониса, плодов боярышника, по 200 г травы мяты и сушеницы и 300 г травы пустырника, приготовить и употреблять, как в предыдущем рецепте.

* * *

Взять по 1 ст. ложке тмина обыкновенного, листьев барвинка малого, боярышника и 2 ст. ложки травы омелы белой, залить кипятком и настаивать 20 минут. Процедить и пить по ¹/₄ стакана 3—4 раза в день.

* * *

Взять 1 ч. ложку фенхеля обыкновенного, 1 ст. ложку листьев брусники обыкновенной, 200 г почечного чая и 50 г толокнянки обыкновенной. Все измельчить и залить 1 стаканом кипятка, настаивать в термосе 30 минут, процедить. Пить по ¹/₄ стакана 4 раза в день.

* * *

Смешать 1 часть ромашки аптечной, по 2 части травы язвенника обыкновенного, календулы лекарственной, калины обыкновенной, колосков гречихи посевной и по 3 части травы подорожника большого, таволги болотной, травы манжетки обыкновенной, травы мелиссы и цветов липы. Залить 1 ст. ложку сбора 1 стаканом кипятка, настаивать 30 минут, процедить. Пить в первый день по $1/4$ стакана, во второй — $1/3$, а потом по $1/2$ стакана за 30 минут до еды. Эти же травы можно использовать и для компресса.

* * *

Смешать по 1 части донника желтого, травы шалфея обыкновенного и травы мяты полевой, по 2 части травы золотой розги и цветов иван-чая, по 3 части цветущих веток акации желтой, травы календулы лекарственной, травы манжетки обыкновенной и травы хвоща полевого. Залить 1 ст. ложку сбора стаканом кипятка и настаивать 2 часа. Принимать, как в предыдущем рецепте.

* * *

Взять горсть хвои, 50 г веточек молодой сосны (длиной 20—25 см), залить 2 л воды, добавить 1 ст. ложку луковой шелухи и 1 ч. ложку измельченного корня солодки. Кипятить на слабом огне 20 минут. Затем добавить 2 ст. ложки размятых плодов шиповника и кипятить еще 30 минут. Настаивать в термосе или под одеялом 12 часов. Процедить и снова вскипятить. Держать в холодильнике. В течение суток выпивать от 1 до 2 л.

ОЧИЩЕНИЕ ОРГАНИЗМА ОТ СОЛЕВЫХ ОТЛОЖЕНИЙ

Очищение рисом

Рисовая диета — хороший способ полного очищения организма. Она позволяет удалить из него различные отложения в сосудах, суставах и тканях.

Один из вариантов рисовой диеты — приготовленный по особой методике рисовый завтрак. Для этого нужен вымоченный рис. Его в течение некоторого времени едят на завтрак и ограничивают общее потребление поваренной соли.

Существуют различные степени обработки зерен риса, употребляемого в пищу:
- обработка с целой внешней оболочкой;
- бурый или коричневый, очищенный только от внешней оболочки;
- шлифованный, очищенный от плодовой оболочки и частично от зародыша, на ощупь он шероховатый;
- полированный, полностью очищенный от оболочки;
- дробленый — с сохранением фрагментов плодовой оболочки и зародыша.

Виды риса первых двух вариантов обработки представляют собой сбалансированные продукты. В них содержатся белок, крахмал, соединения калия, натрия, железа, витамины группы В и некоторые другие вещества. Поэтому все блюда для очищения организма лучше готовить из цельного бурого риса. Но в продаже он бывает редко, поэтому можно брать обычный рис, добавляя в него треть объема подсушенных пшеничных отрубей. Это обогатит пищу недостающими биологически активными веществами.

Чтобы рис стал пригодным для очищения организма, из него необходимо предварительно вымыть вещество, которое образует слизь в организме. В результате рис становится пористым и легко абсорбирует в себе различные токсины, микроорганизмы, избыточный холестерин и другие вредные вещества. Лучше всего подходит бурый рис.

Для приготовления вымоченного риса нужно взять четыре небольшие стеклянные баночки. На каждой из них маркером проставить номер. Утром первого дня в первую баночку насыпать 2—3 ст. ложки предварительно промытого риса и налить доверху холодной воды. Банку закрыть, но не очень плотно. На второй день рис из первой баночки промыть и залить свежей водой.

Затем взять вторую баночку, насыпать туда 2—3 ст. ложки свежего риса, налить доверху воды и поставить рядом с первой. На третий день промыть рис из обеих банок, сменить воду и заполнить третью баночку. На четвертый день промыть рис из первых трех баночек и заполнить четвертую.

Утром пятого дня можно начинать готовить первый рисовый завтрак. Нужно взять рис из первой баночки, промыть и отварить без соли. Можно просто залить рис горячей водой, подождать в течение 10 минут, и он будет готов. Съесть без сахара и масла. В опустевшую баночку засыпать новую порцию риса и поставить ее в конец очереди. За 20—30 минут до завтрака необходимо выпить стакан воды или травяного чая, а после завтрака четыре часа нельзя ни есть, ни пить.

Весь завтрак должен состоять из одной рисовой каши. Ничего больше. Можно не варить вымоченный рис, а есть его сырым. Он вполне съедобен после четырех дней замачивания. К тому же сырой рис обладает глистогонным действием. Хотя он не отличается приятным вкусом. Через два-три часа после рисового завтрака может разыграться зверский аппетит, но нельзя сделать даже глотка воды. Через четыре часа можно нормально пообедать. На ужин тоже можно есть все, исключив лишь поваренную соль и до минимума ограничив кислое и острое. Алкоголь употреблять тоже нельзя. Иначе вся очистка сведется к выведению из организма алкогольных ядов. Процесс очищения организма должен занимать от двух до четырех недель и проводиться один раз в год.

Есть более простая методика приготовления вымоченного риса. Для этого взять 1 кг риса, высыпать в кастрюлю, залить водой и в течение недели ежедневно по 20 минут промывать рис водой. Рис будет готов, когда вода при промывании перестанет мутнеть. Готовый рис просушить и убрать в бумажный пакет. Если используется не бурый рис, то на 1 ст. ложку риса добавить 1 ч. ложку пшеничных отрубей. Варить около 10 минут, периодически помешивая. Можно просто залить кипящей водой и оставить на 20 минут.

Когда рис будет готов, его нужно есть по 1 ст. ложке утром вместо завтрака. В течение полутора месяцев на завтрак только рис. Чай, кофе и другие напитки пить нельзя. Обедать можно через 4 часа. Примерно через 30 дней должен начаться активный вывод шлаков из организма и будет продолжаться еще четыре месяца.

Но при такой очистке из организма выводится большое количество полезных веществ, в том числе калий. Поэтому с первых дней диеты надо есть продукты с большим содержанием калия. Это могут быть картофель, изюм, курага, лимоны, яблоки и так далее. Но лучше всего восстанавливает калиевый баланс пшено. Его нужно прокалить на очень сильном огне, не изменяя цвета, затем одну треть стакана прокаленного пшена тщательно промыть, добавить $2/3$ стакана воды и приготовить на медленном огне кашу. Можно немного посолить. Это суточная норма. Но очищение рисом может вызвать осложнение в почках, поэтому во время очищения обязательно нужно пить отвар или настой брусничного листа. Его готовят из расчета 1 ст. ложка листьев на стакан кипящей воды. Настаивать 30 минут. Принимать в охлажденном виде по 1 ст. ложке 4 раза в день за 30 минут до еды.

Очищение глиной

Глина способна вобрать в себя все токсины и шлаки, скопившиеся в кишечнике. Кроме того, глина снабжает организм необходимыми ему минералами и микроэлементами, которые поступают в кровь и начинают влиять на клеточный обмен за пределами пищеварительного тракта, очищая кровь и выбивая различные скопления грязи из мышц, связок, сосудов. Организм восстанавливает нормальный обмен веществ. Очищение продолжается и после того, как прекращен прием. После очищения физического глина очищает энергетические тела. В среднем процесс полной очистки может продолжаться 2—2,5 месяца.

Для очищения организма нужно взять чистую жирную глину без примесей песка. В аптеке можно купить белую глину, еще называемую каолин, или голубую глину. Кроме того, глину можно привезти из мест, где есть лечебные грязи. Выбирать нужно такую глину, которая намазывается на тело, как сметана. Если глина сухая, то лучше брать один цельный кусок. Его необходимо растолочь в порошок и просеять через сито, чтобы избавиться от ненужных комочков и крупных песчинок. Чистый готовый порошок некоторое время подержать на солнце.

Подготовленный глиняный порошок растворить в необходимом количестве холодной воды и выпить все целиком небольшими глотками, но не залпом. Если на дне стакана осталось немного глиняного порошка, к нему можно добавить еще воды и выпить. При растворении глины ни в коем случае нельзя использовать металлические ложки. Глиняную воду нужно пить только до еды. Для улучшения вкуса можно принимать глину вместе с настоем мяты или другой лечебной травы, но без сахара. Можно добавить небольшое количество меда и несколько капель лимонного сока. Нельзя пить глину с молоком или кофе.

Если в начале приема глиняной воды появятся запоры — это показатель сильной зашлакованности кишечника. В этом случае в течение дня понемногу, глотками нужно пить большое количество достаточно светлой глиняной воды.

Очищение организма глиной можно проводить по двум основным схемам.

В первом случае взять $1/2$ ч. ложки глиняного порошка и растворить в стакане теплой кипяченой воды. Принимать 2 раза в день в течение недели, утром и вечером, на пустой желудок. Через неделю увеличить дозу глиняного порошка до 1 ч. ложки, еще через неделю — до 1 ст. ложки на один стакан воды.

На четвертой неделе начать принимать глиняные шарики диаметром примерно 5—7 мм. За прием проглотить 10—15 штук. Шарики можно заменить раствором из 2 ст. ложек глиняного порошка и стакана воды. Но глину в стакане перед этим тщательно перемешать. Весь цикл очищения займет 4 недели.

Во втором случае взять 3 ст. ложки глиняного порошка и растворить их в стакане теплой кипяченой воды. Вместо раствора можно использовать глиняные шарики диаметром 1 см, принимая их по 10—15 штук 3 раза в день. Через неделю количество принимаемой глины надо сократить наполовину: 1—1,5 ст. ложки порошка на стакан воды или 5—7 шариков 2 раза в день. Принимать утром натощак и вечером через 2 часа после ужина. После приема глины вечером ничего не есть, так как пища затормозит процесс очищения. Еще через неделю начать прием легкой взвеси: 1 ч. ложка глины на стакан воды. Эта глина нужна для того, чтобы восстановить солевой и минеральный баланс в организме. Можно сократить сроки приема до одной недели, принимая указанные дозировки глины по 3 дня.

После окончания курса очищения, независимо от выбранной схемы, следует еще хотя бы неделю пить слабую глиняную воду, приготовленную из расчета $1/2$ ч. ложки глины на стакан воды. Принимать 2 раза в день, утром — натощак.

Очищение дегтем

Для общей очистки организма деготь можно принимать как внутрь, так применять и наружно. В каждом случае препараты из дегтя готовят по-разному. Для внутреннего применения в качестве средства общей очистки организма деготь готовят следующим образом: 100 г дегтя разбавить 1 л воды и в течение 5 минут тщательно перемешивать деревянной палочкой. Затем дать смеси отстояться в течение двух суток, после чего осторожно снять пену. Оставшуюся прозрачную жидкость аккуратно, не взбалтывая, слить в стеклянную посуду и плотно закрыть ее крышкой. Принимать 1—2 раза в день натощак по 1 ч. ложке в течение месяца, после чего сделать перерыв на 10 дней и снова повторить курс очищения.

Для наружного применения 1 л дегтя разбавить 2,5 л кипяченой воды и 20 минут все тщательно перемешивать деревянной палочкой. Затем дать отстояться в течение 10 часов, после чего слить прозрачную жидкость и хранить ее в плотно закрытой бутылке. Обтирание этой жидкостью поможет очистить кожу и привести ее в норму при различных болезнях.

Очищение медом

Для мягкого очищения организма мед нужно принимать, растворив его в воде. Чтобы не разрушались ценнейшие органические вещества, входящие в его состав, вода должна быть теплой, но не горячей, температурой не выше 40—42 °C. Определить температуру без термометра достаточно просто. Это максимальная температура, когда губам еще приятно. При более высокой уже можно обжечься. Но если кислотность желудочного сока пониженная, мед следует растворять в воде комнатной температуры.

Максимальная ежедневная норма приема пчелиного меда 120—150 г. Но при этом необходимо полностью отказаться от сахара и сахаросодержащих продуктов и на время снизить количество крахмалосодержащих продуктов, таких как белый хлеб, сдоба, макароны, картофель.

Мед принимают четыре раза в день: перед завтраком, обедом и ужином и за полчаса перед сном. Время приема сильно различается в зависимости от кислотности желудка. Если кислотность пониженная, то пить воду с медом нужно за 15—20 минут до еды, если нормальная — за 1 час, а если повышенная — то за 1,5 часа до еды. Очищение организма медом не должно продолжаться более 2 месяцев, затем сделать перерыв на 3 месяца и повторить процедуру.

Очищение семенами льна

Хорошо очистить организм от токсинов и шлаков можно отваром из семени льна. Для этого взять 1 стакан льняных семян, положить в эмалированную посуду, налить 3 л крутого кипятка, закрыть крышкой и в течение двух часов варить на водяной бане. Затем отвар охладить, процедить, перелить в стеклянную посуду и хранить в темном месте. Принимать отвар подогретым до температуры 40 °С по 1 стакану 6 раз в сутки в течение месяца. Полученное количество отвара соответствует двухдневной норме приема, поэтому готовить новый отвар необходимо через каждые два дня.

Очищение касторовым маслом

Можно предложить и такой способ чистки организма от шлаков. Для этого взять по 100 г касторового масла, выдержанного не менее пяти лет коньяка и кефира. Все тщательно перемешать и выпить как можно быстрее утром натощак. Процедуру повторять в течение 3 дней подряд. Если очистка прошла плохо, то есть только немного прослабило, то через неделю процедуры повторить. До повторной очистки из рациона вообще исключить мясо, питаться только овощами. После повторных процедур из организма выйдут все глисты, очистится кишечник и первая доля печени, из нее выйдут билирубиновые камни и одноклеточные паразиты — лямблии, из желчного пузыря уйдет старая застоявшаяся желчь, повысится тонус и улучшится самочувствие.

Очищение крови от кислых солей

Хорошо растворяют кислые соли соки корней петрушки, хрена, репы, топинамбура, листьев мать-и-мачехи, цикория и др. Пить не более $1/2$ стакана через 30 минут после еды.

При повышенном содержании мочевой кислоты начинать очищение крови следует с диеты, сильно ограничивающей поступление в организм белков. Поэтому рекомендуется:
- один день в неделю проводить соковое или полное голодание;
- один день в неделю питаться исключительно растительной пищей;
- исключить шпинат, фасоль, бобовые и другие продукты, содержащие пурины;
- ограничить потребление белка животного происхождения, особенно мяса.

Обильное потребление воды также нормализует щелочную среду крови. Воду надо пить чистую, без примесей и осадка. Можно пить дистиллированную воду, добавив в нее лимонный сок; воду с фруктовыми или ягодными соками. Чистые овощные, фруктовые или ягодные соки также эффективное средство для очищения крови от мочевой кислоты.

Например, можно пить сок из листьев земляники или смесь соков моркови, сельдерея, шпината, петрушки в пропорциях 7 : 4 : 3 : 2. Хороши и другие смеси соков:
- смесь соков моркови, свеклы, огурца 10 : 3 : 3;
- смесь соков моркови, свеклы, кокосового ореха 11 : 3 : 2;
- смесь соков моркови, сельдерея, петрушки 9 : 5 : 2;
- смесь соков моркови, петрушки 12 : 4.

В тяжелых случаях, когда организм уже накопил много мочевых солей и развивается подагра, можно применять следующие средства.

* * *

К шишкам на ночь привязать лимонные корки, а утром принять горячую местную ванну. Больные места смазать кремом.

* * *

Настаивать корни багульника на 9-процентном уксусе из расчета 1 стакан измельченных корней залить 0,5 л уксуса и настаивать неделю. Полученной настойкой растирать больные места.

* * *

Хорошо после растираний париться в бане с веником из крапивы или разогреться в сауне.

Народные рецепты очищения суставов

Процедура очищения суставов занимает три дня. В первый день с утра 25—30 лавровых листьев насыпать в небольшую эмалированную кастрюлю с плотной крышкой и залить 2 стаканами кипяченой очищенной, а лучше дистиллированной воды. Все довести до кипения и подержать на огне в течение 5 минут. Затем снять кастрюлю с огня и содержимое быстро перелить в хорошо прогретый термос. Настаивать 8 часов, процедить и пить в течение дня подогретым небольшими глотками. Питание во время очищения суставов только вегетарианское, алкоголь категорически запрещен. На второй и третий день все процедуры повторить. Появление частого мочеиспускания с мутной и сильно пахнущей мочой — верный признак того, что все идет нормально. Соли интенсивно растворяются и раздражают мочевой пузырь. Через неделю очищение можно повторить. Следующий курс можно провести через 6—12 месяцев.

* * *

Очищение суставов можно провести картофельной водой. Взять 1 кг неочищенного картофеля, хорошенько его вымыть, положить в кастрюлю, налить 3 л воды и варить целиком не менее часа. Воду, оставшуюся после варки картофеля, пить по 1 стакану 3 раза в день: утром натощак, в середине дня и перед сном. Такую картофельную воду готовить через день в течение двух недель, затем сделать перерыв на 2 недели и повторить курс.

* * *

Очищение суставов семенами льна проводят так: берут 1 стакан семян льна, заливают 3 л холодной родниковой воды, доводят до кипения и ставят на 2 часа на водяную баню на медленный огонь. Готовый отвар процедить и пить три дня по 1 л в день. Через каждые 3 дня делать новый отвар. Курс лечения — 18 дней. С семенами льна, оставшимися от отвара, делать компрессы на суставы и завязывать бинтом.

* * *

Петрушка хорошо очищает суставы. Взять стакан тертых корней петрушки, залить 0,5 л горячего молока и настаивать до утра в термосе. Утром смесь перемешать, разделить па три части и съесть в течение дня за три раза. Курс лечения 12 дней. При отсутствии корней можно использовать растолченные семена петрушки, но их надо брать всего 1 ч. ложку на 0,5 л молока. Следует помнить, что те содержащиеся в петрушке вещества, которые растворяют соли, свои полезные свойства проявляют только в молоке, поэтому в данном рецепте заменять молоко водой нельзя.

* * *

Очищение суставов лимонным соком очень эффективно. Сок нужно пить в чистом виде, не разбавляя водой, без сахара, и вообще без чего бы то ни было улучшающего вкус. Лучше всего принимать лимонный сок за полчаса до еды. Тем, кому пить лимонный сок из стакана тяжело, можно тянуть его через соломинку. Это совершенно устраняет неприятные ощущения. Однако его нельзя пить людям с повышенной кислотностью.

При сильной зашлаковке и хронически запущенных болезнях необходимо не менее 200 лимонов. Начав с 5 лимонов, ежедневно увеличивать их количество, а затем уменьшать, согласно таблице:

1-й день	5 лимонов	1 стакан сока
2-й день	10 лимонов	2 стакана
3-й день	15 лимонов	3 стакана
4-й день	20 лимонов	4 стакана
5-й день	25 лимонов	5 стаканов
6-й день	25 лимонов	5 стаканов
7-й день	25 лимонов	5 стаканов
8-й день	25 лимонов	5 стаканов
9-й день	20 лимонов	4 стакана
10-й день	15 лимонов	3 стакана
11-й день	10 лимонов	2 стакана
12-й день	5 лимонов	1 стакан

Если во время проведения очищения будут замечены какие-нибудь отклонения в работе кишечника, прием лимонного сока следует на время прекратить, чтобы дать пищеварительной системе возможность адаптироваться к нему.

Для очищения суставов лучше всего брать тонкокожие лимоны, в них больше сока. Так как свежий лимонный сок очень быстро окисляется под влиянием воздуха и света, отжимать его следует для каждого приема отдельно. А вот лимонами можно запастись заранее.

* * *

Очищение суставов соком черной редьки можно делать следующим образом. Взять черную редьку, тщательно ее вымыть и, не очищая кожуру, на 30 минут опустить в дезинфицирующий раствор марганца или йодинола. Затем сполоснуть в проточной воде, натереть, отжать сок и хранить его в плотно закрытой стеклянной банке и только в холодильнике.

Сок редьки принимать по 30 г 3 раза в день, и не в коем случае не более. На курс очищения нужно выпить сок, приготовленный из 10 кг редьки. В этот период питание должно быть только вегетарианским, из рациона следует полностью исключить сдобу, жирные блюда, мясо, крахмалосодержащие продукты, яйца.

* * *

Еще можно взять 2 кг листьев и стеблей топинамбура, нарезать их кусочками длиной 3—5 см, положить в большую кастрюлю, залить водой, довести до кипения и варит на медленном огне в течение 30 минут. Готовый отвар процедить и вылить в ванну и добавить туда воды в соотношении 1 : 7. Температура воды в ванне должна быть 37—40 °C. В такой ванне полежать 15 минут. После ванны нужно отдохнуть в постели 1—2 часа. Через 20 дней необходимо сделать перерыв на 20 дней и затем снова повторить процедуру. Такой же раствор можно приготовить из 1 кг сырых клубней, или из 200 г сушеных стеблей и листьев, или из 400 г сушеных клубней топинамбура.

* * *

Приготовить настойку на перегородках грецких орехов. Взять 1 стакан перегородок грецких орехов, залить 0,5 л водки и настаивать 18 дней. Принимать по 1 ст. ложке 3 раза в день в течение месяца.

ВАННЫ

Лечебные ванны, принимаемые в домашних условиях, помогают нормализовать работу нервной системы, ускорить обменные процессы в организме, вывести из организма шлаки, очистить и омолодить кожу лица и тела, снять боль и напряжение мышц при радикулите и заболеваниях суставов и т. д. В зависимости от объема и температуры воды, продолжительности процедуры, видов применяемых добавок вы можете по-разному воздействовать на организм и происходящие в нем процессы.

Горячие ванны обладают возбуждающим эффектом и оказывают наибольшую нагрузку на организм. С их помощью можно наладить работу дыхательной, сердечно-сосудистой, эндокринной, выделительной систем организма. Под действием горячей (38—39 °C) воды повышается температура всего организма, в результате чего улучшается кровообращение, активизируются обменные процессы, быстрее выделяются через потовые железы, лимфу токсичные продукты метаболизма. С помощью горячих ванн вы сможете снять тонус мышц, прогреть суставы при ревматизме, радикулите.

Теплые ванны снимают раздражение кожи, улучшают сон, их используют при лечении хронических воспалительных заболеваний опорно-двигательного аппарата. При этом средняя продолжительность ванны должна составлять от 15 до 25 минут, оптимальная температура воды 37—38 °C. Курс обычно состоит из 10—15 лечебных ванн, принимаемых ежедневно или через день.

Прохладные ванны тонизируют организм и стимулируют обмен веществ. Вода температурой около 20 °C благотворно влияет на деятельность сердца, замедляя частоту его сокращений и тем самым удлиняя время покоя и отдыха сердечной мышцы. При этом улучшается работа кровеносной системы. Холодные ванны способствуют увеличению количества гемоглобина, эритроцитов и белых кровяных клеток (лейкоцитов), активно участвующих в очищении внутренней среды организма и в его иммунной защите.

При приеме ванн следует соблюдать несложные правила: не погружайте тело в воду выше линии сердца и не принимайте ванну сразу после еды.

Обратите внимание: если при приеме ванны появилось ощущение вялости, слабость, значит, тепловое воздействие оказалось чрезмерным.

Теплые и особенно горячие ванны **противопоказаны** при:
- тяжелых заболеваниях сердечно-сосудистой системы, флебитах;
- циррозе печени;

- доброкачественных и злокачественных новообразованиях, имеющих склонность к росту;
- открытой форме туберкулеза легких;
- острых воспалительных заболеваниях и др.

Ручные и ножные ванны

Ручные и ножные ванны улучшают кровообращение и снимают отек тканей при травме или заболевании конечностей. Так, проконсультировавшись с лечащим врачом, при болях в сердце удается уменьшить их при помощи теплой (горячей) ванночки для левой руки.

Очень эффективны контрастные ручные и ножные ванны. Они применяются как тренирующая процедура для сосудов ног, при зябкости, потливости и парастезиях в конечностях. Используются контрастные ручные и ножные ванны и как закаливающая процедура.

Схема их применения проста: в одну глубокую кастрюлю или таз наливается горячая вода, в другую — холодная. Вначале опускают руки или ноги в горячую воду на 1—2 минуты, затем в холодную на 20—25 секунд. Очень важно при этом проводить самомассаж конечностей. После этого снова погружают руки или ноги в горячую воду на 1—2 минуты. Процедуру необходимо выполнять ежедневно по 10 минут. Курс — 15—20 ванн.

Контрастные ванны

Чередование горячей и холодной воды

Контрастные ванны эффективны при склонности к сосудистой дистонии, при начальной форме гриппа и простуды.

Контрастные ванны принимают по схеме.

Наполняется ванна с температурой 37—38 °С. Принимая ее 5 минут, больной увеличивает температуру воды до 40—45 °С. Затем обливается прохладной водой в течение 2—3 секунд. Эти процедуры следует чередовать около 4 раз. Затем насухо вытереться и лечь в теплую постель на 2 часа.

Если принимать только обычные горячие ванны, вызывающие обильное потение, организм потеряет много влаги, минеральных веществ и витаминов, также в нем нарушится кислотно-щелочной баланс. Поэтому более правильным будет принимать контрастные ванны, чередуя горячую и холодную воду.

Длительность и техника выполнения контрастных ванн зависят от состояния здоровья. Такие ванны особенно эффективны при невралгиях, ревматизме, головных болях, диабете, гипертонии, болезнях сердца и почек, простуде. Помогают они и при болезни Аддисона, малярии, анемии, болезнях кровообращения, хорошо снимают усталость. Нередко при алкалозе, ацидозе и простуде возникают судороги или появляется общая вялость. Эти противоположные симптомы могут появляться попеременно, что свидетельствует о развитии компенсирующего процесса, избавляющего организм от физиологически несовместимых явлений. В этом случае тоже помогают контрастные ванны.

Людям старше 30 лет или с ослабленным здоровьем лучше начинать с ручной или ножной ванны, постепенно переходя к более глубоким погружениям рук и ног в воду: сначала до локтей и по колено, затем — до плеч и паха, а через неделю уже можно принимать полную ванну, то есть погружаться в воду по горло.

Горячую и холодную ванну принимают попеременно. Для здоровых людей температура горячей ванны 42—43 °C, а температура холодной ванны — 14—15 °C. Каждая ванна длится одну минуту, ванны чередуются. Минимальная серия ванн состоит из 11 циклов, но иногда курс может состоять даже из 61 цикла.

Методика приема ванн с погружением до паха следующая: вначале нужно принять обычную горячую ванну для всего тела, затем тщательно вытереться и приступить к контрастным ваннам (график приема ванн см. в таблице).

График приема контрастных ванн

№ цикла	Вид процедуры	Длительность, мин.
1	горячая ванна	1
	холодная ванна	1
2	горячая ванна	1
	холодная ванна	1
3	горячая ванна	1
	холодная ванна	1
4	горячая ванна	1
	холодная ванна	1

Последняя ванна обязательно должна быть холодной. После нее тело тщательно вытереть и оставаться обнаженным на воздухе до полного высыхания кожи. В зависимости от состояния здоровья это может занять от 6 до 30 минут. Худым людям нужно быть на воздухе в обнаженном виде меньше времени, чем полным.

Если у вас нет возможности принимать ванну, обливайтесь холодной водой под душем, начиная с ног и постепенно поднимаясь выше. Можно также использовать ведро: одно ведро воды для ног, одно для коленей, одно для области пупка и по три ведра для левого и правого плеча.

Солевая ванна

Хлорид натрия, или поваренная соль, — наиболее распространенная соль как в природе, так и в жизни человека. В водах Мирового океана на долю хлорида натрия приходится примерно 76% от всех прочих растворенных солей. Интересно то, что морская вода по своему солевому составу близка к составу крови.

Чрезмерное потребление поваренной соли приводит к повышению вероятности таких болезней, как гипертония, атеросклероз и инсульты. Солевая чувствительность ярко проявляется при избыточном весе и чаще наблюдается у людей пожилого возраста.

Учитывая свойство соли задерживать воду, ее употребление не рекомендовано людям с отеками сердечного происхождения, возникшими из-за слабости сердечной деятельности при гипертонии, после инфаркта, в результате перенесенного ревматизма или миокардита. Ограничением соли можно существенно снизить отеки и улучшить самочувствие. Значительное понижение количества соли в организме в сочетании с фруктовыми и фруктово-соковыми диетами способно перевести организм на режим повышенного расхода энергии и заставить расстаться с частью кровного жирка. Повышенное же количество соли только способствует накоплению килограммов.

Ионы натрия и хлора выводятся в основном почками. Поэтому избыточные количества соли не рекомендованы больным с почечной недостаточностью любого происхождения и, особенно, людям, страдающим гломерулонефритом.

Применение нерафинированной соли (содержащей кроме поваренной и другие минеральные соли) снимает усталость, нервное напряжение, стресс, переутомление, бессонницу, мышечные и суставные боли, повышает тонус, стабилизирует жизненные процессы, способствует выведению различных шлаков, нейтрализует яды в организме, оказывает выраженный противорадиационный эффект, а также способствует профилактике и лечению множества заболеваний.

Полезны солевые обтирания или купания в соленой воде — морской, озерной. Хлорид натрия применяют для получения физиологического раствора. Физиологический раствор — это 0,85%-ный раствор NaCl в воде. Столько хлорида натрия содержится в крови человека.

Добавьте в ванну, наполненную водой чуть больше чем наполовину, 500 г поваренной соли. Такие ванны стимулируют работу кожных желез, способствуют выделению через кожу воды и шлаков. Солевые ванны дают общеукрепляющий эффект, нормализуют обмен веществ, улучшают состояние кожи, очищают поры, помогают при ревматических болях.

Ванна с морской солью

Морская соль, поднятая из глубины моря, содержит весь комплекс минеральных веществ, благотворно и целебно действующих на организм, придают ему приятное ощущение комфорта и свежести.

Лечебные свойства морской соли: изменение микроциркулярной региональной и центральной гемодинамии, обезболивающее и противовоспалительное действие, перестройка обменных процессов, улучшение функциональной активности тканей и органов.

Болезни опорно-двигательного аппарата: заболевания суставов — артрозы, артриты, в том числе и псориатические, полиартрит, хронический ревматизм, остеохондроз, спондилоартриты, воспаления сухожилий.

Кожные заболевания: псориаз, дерматозы, кератоз, себорея, экссудативный диатез, нейродермиты, экзема, витилиго.

Применение солей способствует снятию усталости, используется как успокаивающее средство при неврозах, бессоннице, стрессовых состояниях, для улучшения кровообращения, уменьшения напряжения в мышцах, повышения тонуса организма, поднятия эмоционального фона, работоспособности, настроения.

Ванны с морской солью оказывают регенерирующее и стимулирующее действие на кожу, активизируют обменные процессы, обогащают кожу микро- и макроэлементами, повышают эластичность кожи.

Размешайте в ванне 350 г натуральной морской соли (ее можно приобрести в аптеке) и полежите в воде 15 минут. Эта процедура снимет усталость, успокоит нервы, уменьшит боли при ревматизме и артрите, избавит от угревой сыпи. Кожа станет более гладкой и эластичной.

Для лечения кожных заболеваний и заболеваний опорно-двигательного аппарата использовать не менее 500 г соли на 100 литров воды. После процедуры принять теплый душ без мыла и отдохнуть в тепле не менее 30 минут. Принимать ванны через день, курс 10—15 процедур. Рекомендуется сочетать с грязелечением.

При воспалении сухожилий не рекомендуется использовать горячие ванны — вода должна быть чуть ниже температуры тела.

Наилучший результат при лечении псориаза достигается при приеме ванны с 1 кг соли 3 раза в неделю, курс лечения — 6 недель.

Теплые и горячие солевые ванны — с температурой воды 40—45 °C — повышают функции главных пищеварительных желез, улучшают функции гормональных регуляторов, увеличивают интенсивность обмена веществ, усиливают функции органов выделения, (сосуды почки расширяются так же, как и сосуды кожи). С помощью такой солевой ванны можно снять приступ почечной колики. Усиливается потоотделение, повышается артериальное давление, снижается аппетит, что ведет к похудению

Противопоказания: гипертония, сердечно-сосудистые заболевания, беременность, злокачественные новообразования. В этих случаях рекомендуется применять местные компрессы или солевые обтирания.

Солевые компрессы используются для снятия болей в позвоночнике, суставах, мышцах. Концентрация солей на 1 л — 3 ст. ложки, продолжительность 25—30 минут, температура раствора приблизительно 50 °C.

Сложенную в несколько раз натуральную ткань смачивают в растворе, несильно отжимают и накладывают на требующую лечения область тела. Сверху следует накрыть полиэтиленовой пленкой и укутать одеялом. Через 25—30 минут снять, принять душ без мыла или провести теплое влажное обтирание. Отдохнуть в тепле не менее 30 минут.

Солевые обтирания: растворить 100—300 г соли в 10 литрах воды и, смачивая мягкую мочалку в растворе соли, растирать тело в течение 10—15 минут. Затем сполоснуться теплой водой. Эффект от этой процедуры аналогичен эффекту солевых ванн и не имеет противопоказаний.

Ванна с осокой

Применяется чаще всего как кровоочистительное средство. Чай из осоки песчаной используется при таких нарушениях обмена веществ, как подагра. Официальная медицина относится к ней довольно сдержанно, но в народной песчаная осока очень популярна. В народной медицине это лекарственное растение считается целебным при хронических бронхитах, легочных заболеваниях, ревматизме и подагре, при болезнях мочевого пузыря, заболеваниях и раздражениях кожи. Употребляют осоку и при болезнях желудочно-кишечного тракта, сопровождающихся коликами и поносами.

Нужно нарвать 200 г осоки, промыть ее и заварить в 5 л кипятка. Настоять отвар в течение 2 часов, процедить и вылить в ванну. Температура воды не должна превышать 35 °C. Такую ванну обязательно нужно принимать людям, страдающим мочекаменной болезнью.

Медовая ванна

Мед включает в себя комплекс ценных питательных веществ, играющих большую роль в обменных процессах организма. По сравнению с другими углеводами он имеет ряд преимуществ: легче выводится почками, легко усваивается организмом, не раздражает пищеварительный тракт, быстро восстанавливает энергию после физических нагрузок, оказывает нежное успокаивающее и легкое послабляющее действие, содержит в уравновешенных физиологических соотношениях ферменты, витамины, микроэлементы, кислоты, аминокислоты, гормоны, бактерицидные и ароматические вещества.

Одним из важнейших показателей меда является активность ферментов и количество витаминов, которые попадают в него из тела пчелы и нектара цветов. Мед богат витаминами B_1, B_2, B_3, B_5, B_6, B_C, каротином и ферментами.

Экспериментальные исследования доказали целесообразность применения меда при заболеваниях органов сердечно-сосудистой системы и желудочно-кишечного тракта, мочеполовой системы и дыхательных путей, кожной патологии. Мед в сочетании с различными лекарственными растениями способствует восстановлению сил при тяжелых инфекциях, в послеоперационном периоде и нарушении половой функции. Пчелиный мед обладает активными антибактериальными свойствами, благодаря чему способствует дезинфекции рта и не портит зубы.

Растворите в воде 1 стакан меда. Ванна с медом снимет усталость, нервное напряжение, расслабит, устранит бессонницу, сделает кожу мягкой.

Ванна с вытяжкой из хрена

Хрен содержит аскорбиновую кислоту, витамины B_1, B_2, PP, минеральные соли калия, фосфора, кальция, железа и др., обладает сильными бактерицидными свойствами.

В народной медицине хрен применяют при лечении желудочно-кишечного тракта, как мочегонное средство, желчегонное, противоцинготное, болеутоляющее средство, при подагре, ревматизме. Хрен возбуждает аппетит, улучшает деятельность желудочно-кишечного тракта. Его применяют при воспалении слизистой оболочки рта, горла, малокровии, ангинах, лечении болезней печени, а также при гастритах с пониженной кислотностью.

Хрен полезно употреблять при тяжелом умственном и физическом труде, облысении (1—2 раза в сутки участки облысения натирают до покраснения кожи). Имеются сведения, что он является антиопухолевым средством. Наружно хрен применяют для профилактики простудных заболеваний (припарки к стопам и голеням). Кашицу из хрена используют для лечения радикулита, язв, ран, воспаления ушей. Сок, кашицу и настой из корней хрена применяют при гипоцидном гастрите, дискинезии желчных путей, функциональной дуоденостазии, атонии кишечника и гнойном отите (закапывают в ухо). При склонности организма к кровотечению эффективно использовать настой хрена на пиве и вине.

Натрите 50 г хрена на терке, положите в марлевый мешочек и опустите в ванну. Принимайте ванны с хреном при радикулитах, ревматизме, подагре.

Горчичная ванна

Для рук и ног при ревматических болях. Возьмите 2—3 пригоршни свежего горчичного порошка и смочите горячей (50 °C) водой. Хорошо разотрите до исчезновения комков и добавьте в воду для частичной ванны. Горчичное эфирное масло оказывает великолепное разогревающее и снимающее боль действие. Принимать ванну следует не дольше 10 минут, затем ополоснитесь теплой водой.

Такие ванны раскрывают капилляры и улучшают кровообращение не только в прилегающих к коже сосудах, но и во всех внутренних органах.

Для полной горчичной ванны в ванну с температурой воды 35—37 °C добавить 200—300 г сухой горчицы и тщательно размешать. Продолжительность ванны не более 10—15 минут. Полная ванна не рекомендуется при сердечных заболеваниях.

Более щадящий вариант горчичных ванн — это ручные и ножные ванны. Они прекрасно тренируют сосуды не только рук и ног, но и всего тела, так как воздействие даже на ограниченный участок кожи оказывается достаточным, чтобы охватить все прочие части организма. Для этих ванн взять 1—2 ст. ложки сухой горчицы, насыпать в хлопчатобумажный мешочек, опустить в ведро с теплой водой и хорошенько поболтать, после чего мешочек отжать. В получившийся раствор руки погружать до локтей, а ноги — до середины голени. Продолжительность ручных и ножных ванн 10—20 минут.

Ручные ванны полезны при легких формах сердечной недостаточности, стенокардии, при воспалительных заболеваниях дыхательных путей. Ножные ванны уменьшают наполнение кровью сосудов головного мозга и снижают внутричерепное давление.

Ванна с хвощом

С лечебной целью используется бесплодные, напоминающие маленькую елочку, вегетативные побеги хвоща полевого, которые развиваются в начале лета. В траве содержатся алкалоиды, флавоноиды. дубильные, смолистые и горькие вещества. эфирное масло, щавелевая, яблочная и кремниевая кислоты, до 5 мг каротина и до 7,78 мг витамина С. Настои, соки, отвары и порошки хвоща полевого обладают мочегонным, кровоостанавливающим, противовоспалительным действием.

Возьмите 750 г полевого хвоща, залейте 2 л холодной воды, кипятите 30 минут и, процедив, добавьте в воду для ванны. Содержащийся в хвоще кремнезем облегчает состояние при болезнях почек и мочевого пузыря, эффективен также при плохо заживающих ранах. В этом случае на рану следует наложить смоченный в отваре кусок ткани или бинта.

Ванна с корнем аира

Лекарственным сырьем служат корневища без мелких корней. В корне аира болотного содержатся гликозид акорин, эфирное масло, дубильные вещества, витамин С, крахмал, алкалоид каламин и другие полезные вещества.

Настой корневища повышает аппетит, улучшает пищеварение и усиливает секрецию соляной кислоты, особенно у больных с пониженной секрецией желудочного содержимого. Он обладает болеутоляющим, отхаркивающим и дезинфицирующим действием, незначительно снижает артериальное давление, повышает тонус угнетенной центральной нервной системы. В настоящее время его применяют для лечения язвенной болезни желудка.

При болезнях желудочно-кишечного тракта (за исключением гастрита с повышенной кислотностью и язвы желудка и двенадцатиперстной кишки), потере аппетита, отравлении, болезнях печени, нарушении оттока желчи, бронхите, кашле, простудных заболеваниях для приема внутрь готовят настои и отвары из аира. Они также эффективно помогают при истощении и общей слабости организма.

Наружно лекарства на основе аира применяются при язвах, гнойниках и ожогах, а также при болях в суставах. Отваром аира моют голову для укрепления волос. В смеси с другими растениями аир употребляют для ванн при золотухе и рахите. Цветок аира является компонентом лекарственных чаев от приливов во время климакса, бесплодия, психических расстройств.

Противопоказания: прием аира не желателен при всех видах кровотечений — от геморрагических диатезов до геморроя, при болезнях огненной природы, опухолевом росте, а также гастрите с повышенной кислотностью и язвой желудка и двенадцатиперстной кишки.

Корни и зеленую надземную часть аира болотного (250 г) залейте 1 л холодной воды и кипятите 30 минут на небольшом огне. Процедите и добавьте в ванну. Ванны рекомендуются при лечении рахита и золотухи у детей и нервных расстройств у взрослых.

Ванна с аиром и тимьяном ползучим

Возьмите по 250 г корневищ аира и наземной части тимьяна ползучего, смешайте, залейте 3 л холодной воды, доведите до кипения, процедите и влейте в ванну. Эфирные масла, содержащиеся в корне, выделяются и сильно стимулируют периферическое кровообращение, оказывают отвлекающее, болеутоляющее действие, улучшают обменные процессы.

Ванна с сенной трухой

Залейте 1 кг сенной трухи холодной водой, доведите до кипения и кпятите в течение 30 минут.

Можно перед кипячением положить труху в полотняный мешочек и варить прямо в нем. Добавьте отвар в ванну и принимайте ее 5—20 минут, в зависимости от вашего состояния. Сенные ванны помогают при лечении суставного ревматизма и фурункулеза, оказывают благоприятное действие на обмен веществ, рекомендованы при мочекаменной болезни, снимают колики желчного пузыря, желудка и кишок.

Шалфейная ванна

Растения используют как антисептическое, противовоспалительное, мягчительное, дезинфицирующее, успокаивающее, спазмолитическое, кровоостанавливающее, отхаркивающее, мочегонное, вяжущее, ранозаживляющее средство. Настой и отвар шалфея применяются при простуде, заболеваниях верхних дыхательных путей, бронхите, бронхиальной астме, кашле, туберкулезе легких. Настой шалфея применяют как мочегонное средство при отеках, заболеваниях мочевого пузыря, почек, а также при гастритах с пониженной кислотностью, язвенной болезни, спазмах кишечника, колите, метеоризме, поносе, заболеваниях печени, желчного пузыря. Настой растения укрепляет нервную систему, улучшает обмен веществ, нормализует половую функцию. Шалфейное масло — хорошее средство при бронхиальной астме, простуде, кашле, ангине. Его широко применяют в виде ингаляций, для ароматизации служебных и жилых помещений.

Залейте 100 г сухого шалфея лекарственного 1 л кипятка и кипятите в течение часа на небольшом огне. Настаивайте отвар в течение суток. Процеженный отвар добавьте в воду для ванны и принимайте ее 20 минут. Шалфей очищает поры кожи, регулирует потоотделение, помогает также при ревматизме.

Для приготовления ванны на 100 л водопроводной или морской воды добавляют 200 г экстракта шалфея. Содержимое ванны размешивают на протяжении одной минуты. Продолжительность принятия процедуры 7—15 минут, температура воды 36—38 °С, курс лечения 12—16 ванн.

Шалфейный отвар применяют и для компрессов. Обычно сшивают прокладку из 8—10 слоев гигроскопичной ткани, ее пропитывают экстрактом или отваром, подогретым до 40—45 °С, и накладывают на пораженные участки и сустав. Каждые 15 минут компресс меняют. Длительность процедуры 30—40 минут, курс лечения 15—20 сеансов.

Глиняные ванны

Лечебные свойства голубой кембрийской глины известны с давних пор. Прежде всего обратило на себя внимание обеззараживающее свойство глины: она поглощает жидкие и газообразные токсины, запахи, газы, убивает болезнетворные микробы. Также это природное высокоэффективное средство нормализует обмен веществ, оказывает непосредственное целебное воздействие, а также способствует усилению эффекта от других видов лечения — фитотерапии, гомеопатии, медикаментозного, хирургического и прочих. При приеме глины внутрь содержащиеся в ней минералы способствуют восстановлению минерального баланса в организме человека. Установлено, что голубая глина обладает абсорбирующим и обволакивающим свойствами. Многие врачи рекомендуют использовать голубую глину при кожных заболеваниях (язвах, ожогах, опрелостях) в качестве присыпок, паст, мазей.

Перед тем как положить на хранение, голубую глину просушивают на солнце. Непосредственно перед употреблением ее желательно тоже подержать некоторое время на солнце, а затем разбавить талой или чистой родниковой водой.

Установлено, что голубая глина оказывает сильное противоопухолевое действие, которое распространяется как на доброкачественные, так и на злокачественные образования. Возможно, это связано с тем, что голубая глина содержит очень редкий радиоактивный элемент, имеющий большую силу, — радий. Лечение голубой глиной дает организму радий в чистом виде, естественном состоянии и в необходимых дозах.

Голубая глина содержит практически все минеральные соли и микроэлементы, в которых мы нуждаемся, а именно: кремнезем, фосфат, железо, кальций, магний, калий и т. д. В официальной медицине глинолечение применяется при хронических и подострых болезнях суставов, позвоночника, мышц, периферических нервов, остаточных явлениях после полиомиелита, травмах, хронических и подострых заболеваниях женской половой сферы, хроническом воспалении желчного пузыря, хронических запорах и др.

В народной медицине голубая глина используется намного шире и применяется для лечения таких заболеваний, как лейкозы, доброкачественные опухоли, аденоиды, полипы, зоб, воспаление и уплотнение лимфоузлов, малокровие, головная боль, атеросклероз, параличи, нервные расстройства, эпилепсия, болезни мозга, воспаление уха, глазные и женские болезни (мастит, мастопатия, выпадение матки, фибромиома, полипы, киста, нерегулярные менструации, вагинит, различные воспаления и выделения), вялость полового органа и затвердение яичек у мужчин, сахарный диабет, болезни органов пищеварения (гастрит, запоры, кишечная колика, энтероколит, выпадение прямой кишки, геморрой), воспаление печени, желтуха, болезни почек и мочевого пузыря, болезни сердца, бронхиты, пневмония, плевриты, туберкулез, кашель, кровохарканье, насморк, гайморит, носовые кровотечения, ангина, кожные болезни (экзема, псориаз, рожа, бородавки), облысение, рахит, артрит, артроз, ревматизм, шпоры, травмы, варикозное расширение вен, болезни костей и суставов, язвы и другие болезни.

Глиняные ванны применяют для выведения из организма шлаков. Также они устраняют повышенную потливость, хорошо смягчают и очищают кожу, снимают усталость после физических нагрузок и улучшают обменные процессы в тканях, способствуют растворению солевых отложений, устраняют чувство усталости, смягчают кожу тела. Для ее изготовления растворите в ванне 1 кг глины; в этой мутной воде с температурой 37—39 °С посидите в течение 25—30 минут. Эту процедуру желательно проводить не менее 2 раз в неделю.

ЛЕЧЕБНЫЕ ДВИЖЕНИЯ

Лечебная физкультура при артрите

При артрите малейшее движение может причинять невыносимую боль. В то же время вам необходима лечебная физкультура. Правильно подобранные упражнения не только обеспечат посильную нагрузку на суставы, но и помогут увеличить двигательную активность, избежать полной неподвижности. Комплексы упражнений, предусматривающие увеличение гибкости и подвижности больных суставов, составляют значительную часть в лечении болезни.

Заниматься нужно ежедневно и не менее сорока минут в день. Но только не переусердствуйте. Ни в коем случае нельзя делать упражнения при обострении болезни. Постарайтесь максимально использовать для занятий то время, когда болезнь отступает, так называемые периоды ремиссии. Далее приведены несколько комплексов упражнений для разных частей тела, которые рекомендуется выполнять при артрите.

Упражнения для пальцев и запястий

Упражнение 1. Сгибайте запястье одной руки вперед и назад, затем сожмите руку в кулак и медленно с усилием разожмите его. Повторите то же самое другой рукой.

Упражнение 2. Положите руки на стол ладонями вниз. На счет «раз» — сожмите пальцы в кулак. На счет «два» — положите ладони «на ребро». На счет «три» — ладони возвращаются в исходное положение.

Упражнение 3. Каждый день 3—5 минут сжимайте теннисный или небольшой резиновый мячик.

Упражнение 4. Сложите руки ладонями одна к другой перед грудью и попытайтесь согнуть запястья так, чтобы ладони оказались под прямым углом к предплечьям.

Упражнение 5. Положите руку на стол и медленно продвигайте ее, пока не почувствуете легкую боль в запястье.

Упражнения для шеи и плеч

Упражнение 1. Встаньте или сядьте. Поднимите руки вверх, затем опустите и хлопните в ладоши за спиной. После этого медленно поднимите вверх правое плечо, затем опустите его. То же повторить левым плечом. Такие упражнения можно делать и на рабочем месте, и сидя перед телевизором.

Упражнение 2. В течение дня несколько раз поворачивайте голову от плеча к плечу, пытаясь посмотреть назад. Попробуйте разглядеть потолок или пол.

Упражнение 3. Встаньте или сядьте. Разверните плечи. Встаньте напротив двери комнаты и вытяните руки к двери так, чтобы ваша фигура напоминала букву «Г». Сделайте несколько медленных круговых движений одной рукой, пока не почувствуете легкого напряжения в мышцах плеч. Повторите движение другой рукой.

Упражнение 4. Проверьте правильность посадки головы и шеи: встаньте перед зеркалом и посмотрите на себя. Если плечи и голова наклонены вперед, то возьмите несколько толстых книг, положите на голову и попробуйте с такой ношей пройтись по комнате.

Упражнения для коленей

Упражнение 1. Лягте на пол, вытянув ноги к стене. Поднимите одну ногу, упритесь пяткой в стену и выпрямите колено. Другую ногу при этом старайтесь не сгибать, попытайтесь максимально расслабить мышцы.

Упражнение 2. Лягте на пол. Напрягите мышцы правой ноги, посчитайте до десяти. Затем выполните то же упражнение с левой ногой.

Упражнение 3. Встаньте лицом к стене и упритесь в нее руками. Медленно поднимите ногу и отведите ее назад, чтобы голень была параллельна полу. Подержите ее в таком положении секунд десять, затем опустите. Повторите упражнение по 10 раз каждой ногой.

Упражнение 4. Лягте на живот. Согните одно колено и слегка подтяните пятку к ягодицам. Повторите другой ногой.

Упражнения для бедер

Упражнение 1. Исходное положение — лежа на спине. Подтяните левое бедро к груди, не отрывая спину от пола, затем правое бедро. Проделайте то же самое двумя ногами одновременно. Повторите упражнение 3—5 раз.

Упражнение 2. Исходное положение — встаньте, широко расставив ноги. Согните левую ногу и слегка «попружиньте» на ней. То же самое повторите с упором на другую ногу. Вначале выполните упражнение пять раз, затем постепенно увеличивайте количество.

Упражнение 3. Сядьте на пол. Согните колени, подтяните ступни к ягодицам, ступни держите вместе. Положите руки на колени и старайтесь развести их в стороны, как бы прижимая к полу. Выполните упражнение 5 раз.

Упражнение 4. Сядьте на пол. Приподнимите прямую ногу и попытайтесь сделать несколько вращательных движений (до десяти раз) в одном направлении, затем в другом. То же самое другой ногой.

Упражнения для пальцев ног

Упражнение 1. Исходное положение — стоя на полу. Приподнимитесь на цыпочки и медленно опуститесь на пятки. Начните с десяти раз и каждый день прибавляйте по 5 подъемов.

Упражнение 2. Исходное положение — стоя на полу, ноги вместе, руки опущены. Пройдите несколько кругов по комнате быстрым шагом на цыпочках.

Упражнение 3. Двигайтесь по комнате, не отрывая подошв от пола. Вперед-назад, влево-вправо, как бы натирая пол.

Упражнение 4. Попытайтесь поднять с пола небольшие металлические предметы, захватывая их пальцами ног.

Упражнение 5. Стоя на пятках, поднимите пальцы ног вверх и сделайте несколько шагов на пятках вправо-влево. Затем, стоя на носках, приподнимите пятки и вновь делайте шаги вправо-влево.

Упражнение 6. Обойдите всю комнату на цыпочках.

Упражнения на растяжение

Упражнение 1. Лягте на спину, под голову положите две подушки. Захватите обеими руками левую ногу чуть ниже колена. Старайтесь коснуться коленом лба. Сделайте это упражнение несколько раз, а затем повторите с правым коленом.

Упражнение 2. Лягте на спину, положите под голову две подушки. Захватите обе ноги ниже коленей. Подтягивайте колени к голове, чтобы виски оказались между коленями.

Упражнение 3. Сядьте на стул, держа голову прямо. Подбородок должен находиться параллельно полу. Поверните голову налево как можно дальше. Плечи неподвижны (у спинки стула). Возвратитесь в исходное положение и повторите еще раз. А затем выполните то же упражнение, но поворачивайте голову направо.

Упражнение 4. Обхватите макушку обеими руками, наклоняйте голову так, чтобы подбородок коснулся груди. Это упражнение придает гибкость шее и ослабляет головные боли.

Упражнение 5. Выполняйте это упражнение сидя. Нижняя челюсть двигается то в правую, то в левую сторону. Вы должны делать это растяжение много раз в день. Оно ослабляет напряжение шеи и плеч.

Упражнение 6. Упражнение выполняется сидя. Протяните над головой правую руку и поместите ее над левым ухом. С помощью руки наклоняйте голову вправо, чтобы правое ухо коснулось правого плеча, но не поднимайте при этом плечо. Левое плечо также не меняет положения. (Чтобы левое плечо оставалось неподвижным, держитесь левой рукой за сиденье стула.) Повторите для другой стороны.

Упражнения, выполняемые лежа

Эти упражнения можно выполнять, даже не вставая с постели.

Упражнение 1. Положите руки за голову и попробуйте максимально вытянуть левую ногу, затем правую. Пять раз одной ногой и пять раз другой.

Упражнение 2. Руки за головой. Согните левую ногу в колене и попытайтесь подтянуть ее к груди.

То же самое проделайте с правой. Повторите это упражнение от пяти до десяти раз.

Упражнение 3. Поднимите вверх левую ногу, затем правую. Повторите это упражнение от пяти до десяти раз.

Упражнение 4. Отведите максимально в сторону левую ногу, затем правую. Повторите упражнение до десяти раз каждой ногой.

Упражнение 5. Руки за головой. Ноги согнуты в коленях. Поворачивайте ноги вначале вправо, а затем влево. Повторите упражнение до десяти раз.

Упражнение 6. Руки за головой. Прямые, вытянутые ноги перемещаете слева направо и наоборот. Затем делаете то же самое, приподняв их на высоту 30—40 сантиметров. Упражнение повторите от пяти до десяти раз.

Упражнение 7. Лягте на спину, руки подняты вверх. Глубокий вдох, который в конце вы можете задержать на три секунды, и глубокий выдох, при этом руки опускаются вниз. Упражнение повторите три раза.

Упражнение 8. Лягте на спину, ноги согнуты в коленях. Руки согните перед грудью (одна рука сверху предплечья, другая — снизу). Ритмично и непрерывно двигайте локтями пять раз, затем меняете положение рук.

Физкультура при остеохондрозе

Чтобы оставаться подвижными и гибкими в соответствии с максимальными рабочими нагрузками, нужно тренировать поясницу и шею: делать упражнения с боковыми наклонами («насос») и вращательные движения туловищем и шеей вокруг вертикальной оси. Статические повороты туловища и шеи, статические боковые наклоны туловища и шеи в течение 2—3 минут ежедневно — это все, что вам требуется для поддержания формы!

Для укрепления мышц спины и живота существуют специальные упражнения (комплексы и отдельные упражнения, которые можно компоновать так, как вам нравится).

Упражнения для укрепления мышц спины

Упражнение 1. Встаньте у стены так, чтобы пятки, ягодицы, лопатки и затылок были плотно прижаты к стене. Поднимите прямые руки над головой, чтобы тыльная сторона ладоней тоже была прижата к стене. Спина должна быть прямой (не выгибать поясницу и не выпячивать живот), а руки не должны быть согнуты в локтях. В таком положении нужно быть 1 минуту (смотрите на часы или считайте про себя), после чего медленно опустить руки и расслабиться.

Упражнение 2. Лягте на живот, руки согните в локтях, локти положите на пол. Ладони положите так, чтобы оттопыренные большие пальцы касались плеч. Медленно приподнимайте верхнюю часть туловища, одновременно сводя лопатки вместе (низ живота прижат к полу, а локти прижаты к бокам). Важно, чтобы голова не запрокидывалась, тогда работа будет совершаться за счет межлопаточных мышц. В положении прогнувшись, максимально сведя лопатки, нужно быть 30 секунд. Затем медленно опуститесь на пол, переведите дыхание и сделайте еще 8—10 медленных движений вверх-вниз, сводя и расслабляя лопатки.

Упражнение 3. Лежа на животе, на полу, выпрямите руки вдоль туловища ладонями вниз и, не опираясь на руки, не отрывая ладони от пола, приподнимите верхнюю часть туловища, не отрывая живот от пола. Задержитесь в этом положении на 30 секунд и медленно вернитесь в исходное положение. Сделайте 8—10 повторов вверх-вниз, плавно, без рывков, не запрокидывая голову (смотрите прямо перед собой). При выполнении упражнений лежа на полу ни в коем случае не фиксируйте ноги (можно растянуть спину).

Упражнение 4. Лежа на животе, согните руки в локтях, положив кисти на виски. Сделайте вдох и разведите локти в стороны и вверх, одновременно приподнимая верхнюю часть туловища, задержитесь так на 30 секунд и на выдохе опуститесь. Сделайте 10—15 медленных повторов.

Упражнение 5. Лежа на животе, вытяните руки вдоль тела и медленно приподнимите прямые ноги на высоту спичечного коробка (можно на 10—20 см). Зафиксируйте движение ног на 30 секунд и медленно опустите их на пол. Важно не опираться на руки, не отрывать плечи от пола и не касаться пола коленями. Повторите еще 12 раз.

Упражнения для укрепления брюшного пресса

Упражнение 1. Лягте на спину, согните ноги в коленях так, чтобы стопы были прижаты к полу. Руки вытяните перед собой. Попытайтесь плавно сесть и задержитесь в этом положении (какое у вас получилось) на 30 секунд, затем медленно лягте на пол. Повторите 8—12 раз. Важно не отрывать стопы от пола и не выпрямлять ноги.

Упражнение 2. Лежа на спине, положите руки вдоль тела, ноги согните в коленях. Медленно поднимите согнутые ноги к груди (таз прижат к полу) и так же медленно опустите их на пол. Повторите плавно 12—15 раз.

Упражнение 3. Лежа на спине, руки соедините на затылке, ноги согните в коленях. Медленно касайтесь коленом левой ноги правого локтя, и наоборот. Повторите по 5—8 раз каждой ногой.

Упражнение 4. Лежа на спине, руки соедините на затылке, ноги выпрямите. Прижмите подбородок к груди, затем медленно приподнимите прямые ноги на высоту спичечного коробка и удержите их, сколько можете (30—40 секунд), опустите ноги на пол. Повторите 8—12 раз. Важно не тянуть шею руками, а поясницу прижимать к полу — это избавит вас от перегрузки поясницы и боли.

Упражнения для усиления гибкости позвоночника

Упражнение 1. Встаньте на колени, руками упритесь в пол точно под плечами, колени должны быть под бедрами. Сделайте вдох и поднимите голову и копчик, прогнув при этом поясницу. На выдохе подберите под себя копчик, одновременно округляя спину. Повторите упражнение 10 раз.

Упражнение 2. Опуститесь на колени, на выдохе медленно отведите ягодицы назад и коснитесь ими пяток. Согнитесь в поясничном отделе, вытянув руки вперед и касаясь ладонями пола. Опустите лоб, чтобы коснуться им пола, и расслабьте поясницу. Оставайтесь в таком положении на протяжении 10 вдохов и выдохов.

Упражнение 3. Опуститесь на руки и колени, руки под плечами, колени под бедрами. Сделайте вдох и вытяните левую ногу назад, поднимая ее на уровень бедра. Оттяните пальцы ноги и всю ногу растяните как можно больше. На выдохе переведите колено вперед, к груди, опуская лоб к колену и выгибая спину. Сделайте вдох и снова вытяните левую ногу назад, на этот раз растягивая пятку и сгибая пальцы ног. Выдохните и подтяните колено к груди, опуская при этом голову.

Один подход включает в себя оттягивание пальцев ноги и растягивание пятки. Повторите по 5 раз каждой ногой.

Опуститесь на руки и колени, руки под плечами, колени под бедрами. Сделайте вдох и начните переставлять ладони перед собой, как будто делаете шаги. Выдохните и подайте ягодицы назад на половину расстояния до пяток, растягивая спину. Держите поясницу прогнутой, ладони прижмите к полу, локти и предплечья не должны касаться пола. Лбом можно коснуться пола. Оставайтесь в таком положении в течение 15 вдохов и выдохов. Медленно сместите ягодицы к пяткам и, расслабив руки, вернитесь в исходное положение.

Упражнение 4. Лягте на живот, руки перед туловищем. На вдохе вытяните вперед правую руку, на выдохе — левую. Продолжайте «шагать» руками перед собой, сопровождая движения вдохами и выдохами до тех пор, пока не почувствуете, как растянулось все тело.

Прижмите к полу левую ладонь, вдохните и поднимите вверх правую руку. Сожмите мышцы левой ягодицы, выдохните и поднимите левую ногу, вытягиваясь до самых кончиков пальцев ног.

Держите на одной высоте правую и левую ногу, голова должна находиться на одной линии с позвоночником, не поднимайте подбородок и не опускайте голову. Продолжайте равномерно дышать и растягивайте в разные стороны руку и ногу. Задержитесь в этом положении на 5 вдохов и выдохов. Сделайте выдох и расслабьтесь.

Повторите то же самое, поднимая вверх левую и правую ногу. Закончив упражнение, отдохните, положив голову на пол.

Упражнение 5. Лягте на живот и сплетите пальцы рук за спиной, развернув ладони в сторону головы. Локти выпрямлены, пальцы расположены возле ягодиц. На вдохе сожмите ягодичные мышцы, на выдохе поднимите верхнюю часть туловища, вытягивая руки назад, стараясь прижать друг к другу лопатки и поднимая руки к потолку.

Голову следует держать на одной линии с позвоночником, не поднимая подбородок и не опуская голову. Задержитесь в этом положении на 3 вдоха и выдоха. Выдохните и приподнимите обе ноги от пола, задержитесь на 3 вдоха и выдоха. На выдох расслабьтесь и опустите руки и ноги на пол.

Упражнение 6. Лягте на живот и разведите руки в стороны, чтобы они располагались на одной линии с плечами. На вдохе сожмите ягодичные мышцы, выдохните и поднимите одновременно руки и ноги. Голова должна находиться на одной линии с позвоночником. Задержитесь в этом положении на 6 вдохов и выдохов. На выдох опустите руки и ноги на пол, отдохните.

Упражнение 7. Встаньте лицом к раковине, возьмитесь за нее обеими руками, поставив ноги на ширину плеч, и отступите назад так, чтобы позвоночник оказался параллельно полу, а ступни находились точно под бедрами. Шагните немного вперед по отношению к бедрам и потянитесь назад от раковины, сгибаясь в бедрах. Держите шею на одной линии с позвоночником, не поднимая подбородок.

Дышите произвольно и оставайтесь в этом положении 30 секунд.

Переместите пятки туда, где были пальцы ног, и согните колени так, чтобы образовался прямой угол, бедра параллельно полу, колени под пятками. Продолжайте тянуться назад, растягивая среднюю часть спины. Дышите произвольно и оставайтесь в этом положении 30 секунд.

Переступите вперед еще немного, следя за тем, чтобы пятки оставались на полу. Опустите ягодицы к полу в приседе, снова потянитесь назад, держа ягодицы внизу. Дыхание произвольное, оставайтесь в этом положении 30 секунд.

Сделайте вдох и медленно выпрямите ноги, растягиваясь назад через бедра и держа руки прямыми.

Упражнение 8. Сложите одеяло валиком, лягте на спину, плечи должны находиться над дальним краем одеяла так, чтобы подмышки оказались на одной линии с краем одеяла. Лопатки должны ровно лежать на одеяле, верхние части плеч откатываются к полу. Медленно опустите голову вниз, на пол, чтобы макушка головы касалась пола. Вытяните руки над головой, дыхание произвольное, оставайтесь в таком положении 2 минуты.

Это же упражнение можно выполнять, лежа на краю кровати, опустив голову и руки вниз.

Упражнение 9. Лежа на животе, ноги сведите вместе, руки должны быть согнуты в локтях, ладони лежать на уровне плеч, дыхание произвольное. Вдыхая, плавно разгибайте руки, поднимайте голову, грудь и, одновременно сгибая ноги в коленях, постарайтесь дотронуться ступнями ног до головы. Зафиксируйте позу на несколько секунд и на выдохе вернитесь в исходное положение. Внимание концентрируйте на мышцах спины.

Упражнение 10. Лежа на спине, ноги согните в коленях так, чтобы пятки касались ягодиц, ладони на полу около плеч, руки согнуты в локтях.

Вдохните и, выпрямляя руки и ноги, поднимите тело вверх, опираясь на ступни и ладони. Задержитесь в этой позе на несколько секунд, на выдохе вернитесь в исходное положение. Внимание удерживайте на мышцах спины.

Упражнение 11. Встаньте на колени и положите руки за голову, дыхание произвольное. Медленно наклоняйтесь назад, пока голова не коснется пола, затем вернитесь в исходное положение.

Можно изменить упражнение: стоя на коленях, туловище прямое, руки вперед, потянитесь к пяткам, коснитесь правой рукой левой стопы, затем вернитесь в исходное положение, и наоборот.

Упражнения для укрепления поясничного отдела позвоночника

Упражнение 1. Поставьте ноги на ширину плеч, ступни параллельны друг другу. Спокойно вдохните через нос и одновременно поднимите обе руки вверх, ладонями вперед, пальцы рук вместе. Смотрите прямо перед собой. Задержите дыхание и медленно наклоняйте туловище, голову и руки вперед и вниз, стараясь положить ладони рук на коврик так, чтобы мизинцы рук касались больших пальцев ног. Колени старайтесь не сгибать. Продвиньте голову еще дальше между рук, сделайте выдох через нос и оставайтесь в этом положении на паузе после выдоха.

Теперь одновременно со спокойным вдохом через нос поднимите туловище, голову и руки вверх, после чего со спокойным выдохом через нос опустите руки через стороны вниз. Внимание в этом упражнении направляйте на область поясницы. Упражнение выполняется 1—5 раз.

Упражнение 2. Сядьте на коврик, скрестив ноги так, чтобы ступня левой ноги находилась под голенью и бедром правой ноги, а ступня правой ноги — под голенью и бедром левой ноги. Руки занимают одно из четырех положений, которые можно чередовать:

1) ладони рук лежат на коленях, пальцы вместе;

2) ладони сложены на уровне груди пальцами вверх, а предплечья составляют прямую горизонтальную линию, параллельную полу;

3) кончики больших пальцев рук соединены с указательными, а остальные пальцы вытянуты вместе. Ладони тыльной стороной или ребром лежат на коленях.

Туловище, голова и шея составляют одну прямую линию. Смотрите прямо перед собой, дыхание произвольное через нос. Внимание направляйте на позвоночник. Находитесь в этой позе от нескольких секунд до 1 минуты, затем отдохните, вытянув ноги вперед, опираясь руками на коврик позади спины и расслабившись. Упражнение делается второй раз со сменой ног.

Упражнение 3. Сядьте на коврик, ноги вытянуты вперед. Согните правую ногу в колене и положите ладонь правой руки на правую ступню возле пальцев. Затем положите ступню правой ноги на бедро левой ноги так, чтобы пятка правой ноги касалась нижней части живота. Теперь ступню левой ноги положите под правое бедро. Можно принять позу и в другой последовательности: сначала подложить левую ступню под правое бедро, а затем положить правую ступню на левое бедро. Туловище, голова и шея составляют одну прямую линию. Смотрите прямо перед собой. Дыхание произвольное, через нос. Руки занимают любое из четырех положений, о которых сказано в предыдущем упражнении. Внимание направляйте на позвоночник. Все остальное — как в предыдущем упражнении.

Упражнение 4. Возьмите стул и упритесь пальцами в передний край сиденья. Отступите ногами назад так, чтобы вы смогли наклониться от бедер, а ягодицы оказались подняты. Поясница сохраняет при этом свой естественный изгиб. Ступни должны стоять от стула дальше, чем бедра. Тянитесь руками, позвоночником и тазом до самых ягодичных мышц. Дыхание произвольное. Время пребывания в позе от 30 секунд до 1 минуты.

На выдохе переступайте ногами к стулу, сделайте вдох и освободите руки. Встаньте прямо, вытяните руки в стороны и вверх. Затем выдохните и опустите руки через стороны вниз.

Упражнение 5. Лягте на живот, ладони лежат на полу под плечами. Сделайте вдох и выдох и, опираясь на руки и колени, приподнимите тело так, чтобы вы стояли на передней части ступней. Сделайте вдох и выдох и поднимайтесь, отрывая колени от пола. Дыхание произвольное через нос, оставайтесь в этом положении от 30 секунд до 1 минуты.

Упражнение 6. Поместите края ладоней на край сиденья стула. Отступите ногами назад, кисти рук должны находиться под плечами. Опустите таз, вставая на передние части стоп. Края ладоней должны находиться на одной линии с нижними ребрами. Сделайте вдох и прижмите ладони к стулу, поднимая верхнюю часть туловища. Разверните предплечья так, чтобы лопатки переместились внутрь к задним ребрам и открылась грудная клетка.

Выдохните, продолжая растягиваться назад, через пятки. Можно откинуть голову назад, но осторожно, чтобы не сдавить шейные позвонки. Дыхание произвольное в течение 30 секунд (постепенно довести до 1 минуты). Прижимая ладони к стулу, снова переведите ягодицы в положение над пятками. На выдох шагайте назад к стулу. Сделав вдох, освободите руки. Станьте прямо, растягивая руки по сторонам и затем поднимая их вверх. Сделайте выдох и опустите руки через стороны вниз.

Упражнение 7. Лягте на живот, ладони лежат на полу под плечами, средние пальцы направьте вперед, края ладоней находятся на одной линии с нижними ребрами, середина ладоней — на одной линии с грудиной. Сделайте вдох и сожмите ягодицы. Выдохните и прижмите ладони и ступни к полу, поднимая ноги и верхнюю часть корпуса. На выдохе опуститесь на колени, согните локти и опустите грудь к полу, чтобы расслабиться.

Упражнение 8. Это плавное движение, которое состоит из 12 положений, развивающих гибкость во всем теле. Вся серия движений делается за один раз. Считается, что тот, кто ежедневно выполняет хотя бы только это упражнение, сохраняет здоровье до глубокой старости.

Стоя, ноги вместе, голова, плечи, бедра находятся на одной линии с пятками.

Сделайте вдох, на выдохе сведите ладони вместе перед грудью, большими пальцами касаясь груди. Сделайте вдох и вытяните руки перед собой и вверх так, чтобы они оказались на одной линии с головой, плечами, бедрами и пятками. Выдохните и нагнитесь от бедер, переводя руки вперед. Продолжайте наклон вниз так, чтобы кончики пальцев поставить на одну линию с пальцами ног. Если это затруднительно для вас, пусть пальцы свободно свисают.

Отведите правую ногу назад, колено поставьте на пол. Левое колено должно находиться на одной линии с левой лодыжкой. Опустите правое бедро к полу, растягивая мышцу передней части бедра и становясь в выпад. Теперь колено немного впереди лодыжки. Выдохните и подверните пальцы правой ноги под стопу так, чтобы на полу стояла передняя часть стопы.

Сделайте вдох и приставьте левую ногу к правой. Тело должно находиться на прямой линии, ладони под плечами. Выдохните и опустите колени, грудь и подбородок к полу, ягодицы при этом слегка подняты.

Вдохните и опустите таз, прижимая ладони к полу, и поднимите голову и верхнюю часть корпуса, одновременно отрывая ноги от пола. Выдохните и поднимите таз. Сделайте вдох и прыжком переведите вперед правую ногу, поставив ее между ладоней. Выдохните и переведите левую ногу вперед на одну линию с правой, опуская при этом голову и выпрямляя ноги в наклоне вперед. Сделайте вдох и вытяните руки вперед над головой, а затем выпрямляйтесь. Выдохните и соедините ладони вместе перед грудью, затем медленно опустите руки вниз.

Повторять эту серию упражнений нужно не менее трех раз.

Упражнение 9. Лягте на спину, колени согните, ступни стоят на ширине бедер, пятки на уровне коленей. Сделайте вдох и выдох, поднимите верхнюю часть туловища, не позволяя при этом подбородку перемещаться к груди. Вдохните и опустите корпус на пол. Выдохните и поднимитесь снова. Упражнение повторяется 15 раз (в дальнейшем до 50 в минуту). Закончив повторы, опустите корпус на пол и дайте ногам упасть на пол. Сделайте несколько глубоких вдохов, расслабляя мышцы живота.

Упражнение 10. Лягте на спину, ноги положите на пол, руки лежат вдоль туловища, ладони прижаты к полу. Вдохните и поднимите правую ногу вверх перпендикулярно полу. Сделайте выдох и опустите ногу на одну треть, задержитесь в этом положении. Опустите ногу до половины и снова задержитесь. Опустите ногу на две трети расстояния до пола и задержитесь в этом положении. Дыхание произвольное. Опустите ногу еще немного и снова зафиксируйте положение. Опустите ногу на пол и расслабьтесь. Повторите упражнение другой ногой.

Когда ваши мышцы окрепнут, упражнение можно усложнить, вытягивая руки над головой ладонями к потолку. Можно будет поднимать одновременно обе ноги, повторяя упражнение, как описано выше.

Упражнение 11. Лягте на спину, колени согните, ноги поставьте на ширине плеч, пятки находятся точно под коленями. Руки вытяните вдоль тела ладонями вниз. Сделайте вдох и выдох, одновременно притягивая колени к груди. Вдохните и вытяните ноги вверх, чтобы они были перпендикулярны полу. Выдохните и медленно опускайте ноги вниз, но не до конца. Снова притяните колени к груди, вдохните и вытяните ноги вверх. Выдохните и притяните колени к груди. Повторите упражнение 10 раз (постепенно доведите число повторов до 30), в конце последнего выдоха положите руки на голени и почувствуйте, как растягивается поясница. Чтобы отдохнуть, снимите руки с голеней и поставьте ноги на пол, колени оставляя согнутыми. Дайте коленям и бедрам скатиться на бок, сделайте несколько глубоких вдохов, расслабляя мышцы живота.

Упражнение 12. Лягте на спину, колени согнуты, ноги поставьте на пол на ширину бедер, пятки находятся точно под коленями. Руки положите вдоль туловища ладонями вниз. Сделайте вдох и выдох, подтягивая колени к груди. Вдохните и приподнимите голову, сцепив в замок пальцы на затылке. Выдохните и поверните правый локоть к левому колену. Сделайте вдох и вернитесь в исходное положение. На выдохе сделайте упражнение противоположной стороной туловища, подводя левый локоть к правому колену. Повторите упражнение 10 раз, доведя число повторений в последующем до 30 раз. Сделав последний повтор на выдохе, вернитесь в исходное положение и переведите руки на голени, ощутив, как растягивается поясница. Чтобы закончить упражнение, снимите руки с голеней и поставьте ноги на пол, колени согните. Дайте коленям и бедрам перекатиться на бок, сделайте несколько глубоких вдохов, расслабляя мышцы живота.

Упражнение 13. Сядьте так, чтобы ваши ступни оказались под каким-нибудь устойчивым предметом (например, под диваном). Согните ноги в коленях под прямым углом, подбородок опустите на грудь, а руки сложите на животе. Сохраняйте это положение на протяжении всего упражнения. Плавно опускаясь назад, сделайте вдох, коснитесь лопатками пола и возвращайтесь назад на выдохе. Сделайте столько раз, сколько возможно, и отдохните. Это будет один подход. Таких подходов сделайте не менее трех.

Упражнение 14. Ноги прямые на ширине плеч, руки на поясе, большие пальцы обращены вперед. Сделайте полный оборот тазом по часовой стрелке, затем — против часовой стрелки. Проследите, чтобы ноги оставались прямыми. Повторите 2—4 раза.

Упражнение 15. Встать прямо, ноги на ширине плеч, руки сцеплены в замок перед животом. Поднимите руки, сцепленные в замок, вверх, посмотрите на них, живот втяните. Опустите руки до горизонтального положения через стороны, ладони при этом обращены вверх. Одновременно переверните ладони вниз и наклонитесь вперед, прогнувшись в пояснице. Скрестите кисти, коснитесь пальцами пола, затем поднимите их перед собой. И снова поднимите руки вверх, затем опустите через стороны до горизонтального положения ладонями вверх. Разверните ладони вниз и наклонитесь вперед, коснитесь пальцами пола, поднимите руки перед собой и вернитесь в исходное положение. Это один подход. Для получения лечебного эффекта нужно сделать 2—4 подхода.

Лечебная физкультура при радикулите

Раньше больным, жаловавшимся на боли в спине, прописывали строгий постельный режим, который нужно было соблюдать в течение многих дней. По многочисленным наблюдениям современных врачей, больные радикулитом выздоравливают тем быстрее, чем раньше начинают заниматься лечебной гимнастикой. Неподвижно лежать в постели следует не более 2—3 дней, иначе нервы и мускулы начинают атрофироваться, сердце и легкие теряют выносливость, а кости становятся пористыми и хрупкими. Но этим все возможные последствия не исчерпываются. Многодневное лежание в постели приведет в отчаяние даже весельчаков, а если природа не одарила вас избытком оптимизма, вы можете вообразить, что навсегда прикованы к постели, и от этого впасть в отчаяние. Чем раньше вы вернетесь к активной жизни, тем скорее поправитесь.

Главная цель лечебной гимнастики у больных с поясничными болями — привести в рабочее состояние мышцы спины, увеличить подвижность позвоночника, создать «мышечный корсет» (как естественный стабилизатор), улучшить общее состояние. Лечебное применение физических упражнений дает эффект только при сознательном, активном участии больного радикулитом в лечении, систематичности занятий и постоянном переходе от легких упражнений к более трудным.

В острый период, при стихании болей, наряду с лечением, больным радикулитом следует выполнять простые физические упражнения с небольшой амплитудой движений. Их делают из облегченных исходных положений — лежа на животе, с подложенной подушкой, на боку, спине. Темп движений медленный, с постепенным увеличением амплитуды движений, однако не следует допускать возникновения или усиления боли.

Упражнения выполняют 2—3 раза в день. При движении ногами вначале рекомендуется не отрывать стопы от постели (пятка скользит по постели). В этот период необходимо выполнять различные движения в голеностопном суставе, движения в коленном суставе и упражнения для рук также с небольшой амплитудой. Такие упражнения хорошо сочетать с расслаблением мышц.

В подостром периоде заболевания лечение направлено на устранение болевых ощущений, уменьшение осевой нагрузки на поясничный отдел позвоночника, увеличение амплитуды движений в ногах и пояснице, укрепление мышечного корсета. Поэтому после стихания боли в комплекс занятий включаются упражнения, способствующие укреплению мышц туловища.

В период остаточных проявлений заболеваний (фаза выздоровления) двигательная активность увеличивается. В этот период функционального восстановления больные, по назначению врача, ходят в корсете, а затем без него. При этом физические упражнения направлены также на укрепление естественного мышечного корсета и мышц ног и рук.

Лечебная физкультура при радикулите направлена на укрепление мышц поясничной области, повышение их работоспособности, улучшение функционального состояния мышц спины и брюшного пресса.

Упражнения, выполняемые в острый период заболевания

Упражнение 1. Лечь на спину, руки согнуты в локтях перед грудью. Развести плечи в стороны — вдох; прижать плечи к груди — выдох. Повторить 4—6 раз. Темп произвольный, дыхание глубокое.

Упражнение 2. Лечь на спину, руки вдоль тела. Руки вверх, в стороны — вдох; вернуться в исходное положение — выдох. Повторить 4—6 раз. Темп произвольный, дыхание глубокое.

Упражнение 3. Лежа на спине, руки вдоль тела, поднять ноги, согнутые в коленях, до груди — вдох; вернуться в исходное положение — выдох. Повторить 4—6 раз.

Упражнение 4. Стоя на коленях, опираясь на руки. Подняв голову, прогнуться в поясничном отделе позвоночника — вдох; вернуться в исходное положение — выдох. Повторить 4—6 раз. Выполнять произвольно, не допуская болевых ощущений.

Упражнение 5. Стоя на коленях и опираясь на руки, спина округлена, голова опущена. Расправляя спину, отвести одну ногу назад, голову поднять вверх — вдох; вернуться в исходное положение — выдох. Повторить 4—6 раз. Выполнять попеременно.

Упражнение 6. Стоя на коленях и опираясь на руки. Согнуть руки, опереться на предплечья (максимально прогнуться в поясничном отделе позвоночника — вдох; вернуться в исходное положение — выдох). Повторить 4—6 раз. Темп произвольный.

Упражнение 7. Стоя на коленях, сесть на пятки, руки упираются в пол, голова между руками. Сгибая руки до опоры на предплечья, поднять таз и голову, прогибаясь, — вдох; вернуться в исходное положение — выдох. Повторить 4—6 раз. Темп произвольный, на 2 счета — вдох, на 2 — выдох.

*Упражнения,
выполняемые в подострый период заболевания*

Упражнение 1. Лечь на спину, руки за голову. Согнуть ноги в коленях, локти согнуть перед собой — выдох; вернуться в исходное положение — вдох. Повторить 6—8 раз. Темп исполнения — медленный, сгибая ноги, опустить голову.

Упражнение 2. Лечь на спину, правая нога согнута в коленном суставе. Держась руками за конец топчана, опираясь на голову и стопу, прогнуть корпус, поднять таз — вдох; вернуться в исходное положение — выдох. Повторить 6—8 раз. Опереться на голову, предплечье, стопу при прогибании корпуса.

Упражнение 3. Встать на колени и опереться на локти. Округлить спину, опустить голову — выдох; вернуться в исходное положение — вдох. Повторить 6—8 раз. Спину прогибать и разгибать волнообразно, медленно.

Упражнение 4. Встать на колени и опереться на локти. Выпрямить правую руку и левую ногу, поднять голову — вдох; вернуться в исходное положение — выдох. То же самое левой рукой и правой ногой. Повторить 6—8 раз. Выполнять попеременно (правая нога, левая нога и наоборот).

Упражнение 5. Встать на колени и опереться на локти. Выпрямить правую ногу назад-вверх, опереться на предплечья, поднимать голову вверх — вдох; вернуться в исходное положение — выдох. Повторить 6—8 раз. Дышать глубоко.

Упражнение 6. Встать на колени и опереться на локти, таз немного приподнят, голова опущена, носки подогнуты. Опираясь на предплечья и ступни, поднимая немного таз, поднять ноги — вдох; вернуться в исходное положение — выдох. Повторить 6—8 раз. Дыхание медленное.

Упражнение 7. Стоя на коленях, согнуть туловище, дотрагиваясь грудью до бедер, руки назад. Распрямить туловище, сесть на пятки, вытянуть руки вверх — вдох; вернуться в исходное положение — выдох. Повторить 6—8 раз. При вдохе — голову поднять, при выдохе — опустить.

Упражнение 8. Встав на колени, сесть на пятки, руками опереться о пол, голова опущена. Посылая плечи вперед, опираясь на предплечья, максимально прогнуться в поясничной области позвоночника, голову поднять — вдох, вернуться в исходное положение — выдох. Повторить 6—8 раз.

Упражнение 9. Лечь на спину, руки за голову, локти разведены в стороны. Подтянуть согнутые в коленях ноги к животу. Обнять их обеими руками, голову опустить — выдох; вернуться в исходное положение — вдох. Повторить 6—8 раз. Дыхание глубокое.

Упражнения, выполняемые в период выздоровления

Упражнение 1. Встать прямо, руки опущены. Руки вверх, в стороны — вдох; вернуться в исходное положение — выдох. Повторить 8—10 раз. Выполнять четко, дыхание глубокое.

Упражнение 2. Встать прямо, руки опущены. Руки в стороны, правую ногу отвести в сторону на носок — вдох; вернуться в исходное положение — выдох. Повторить 8—10 раз. Корпус прямо, голова вверх, выполнить попеременно.

Упражнение 3. Встать прямо, руки опущены. Руки вверх, правую ногу назад на носок, прогибая туловище, — вдох; вернуться в исходное положение — выдох. То же самое — левой ногой. Повторить 8—10 раз.

Упражнение 4. Встать прямо, руки опущены. Поднять руки вверх, в стороны — вдох; наклон туловища вперед, касаясь руками пола, — выдох. Повторить 8—10 раз. Темп произвольный, колени не сгибать.

Упражнение 5. Стоя на коленях и опираясь на руки, поднять вверх правую ногу и левую руку, приподнять голову — вдох; вернуться в исходное положение — выдох. Повторить 8—10 раз. Выполнять попеременно.

Упражнение 6. Стоя на коленях, сесть на пятки, руки упираются в пол, голову приподнять. Наклоняя плечи вперед, опереться на предплечья, максимально прогнувшись в поясничном отделе позвоночника, отвести правую ногу назад-вверх — вдох; вернуться в исходное положение — выдох. То же самое — левой ногой и правой рукой. Повторить 8—10 раз. Выполнять попеременно.

Упражнение 7. Стоя на коленях с согнутой спиной, голова опущена. Согнуть руки, касаясь грудью пола, максимально прогнуться, голову приподнять — вдох; вернуться в исходное положение — выдох. Повторить 8—10 раз.

Упражнение 8. Стоя на коленях, опереться на предплечья, таз поднять, ноги вытянуть, вернуться в исходное положение — выдох. Повторить 6—8 раз. Темп произвольный, исполнять плавно, дыхание произвольное.

Упражнение 9. Стоя на коленях, сесть на пятки, касаясь грудью коленей, руки назад, голова поднята (основная стойка). Поднять немного туловище, больше сесть на пятки, руки назад в стороны, максимально прогибаясь, — вдох; вернуться в исходное положение — выдох. Повторить 6—8 раз. Голову не опускать.

Упражнение 10. Встать прямо, руки опущены. Наклонять туловище вправо с поднятием скользящим движением левой руки к паховой ямке — выдох; вернуться в исходное положение — вдох. Повторить 6—8 раз. Выполнять попеременно.

Упражнение 11. Встать прямо, руки опущены. Поднять расслабленные кисти вверх — вдох; расслабить кисти — выдох; согнуть расслабленные кисти, согнуть корпус, расслабленно согнуть колени. Повторить 4—6 раз без напряжения, спокойно.

Юлия Сергеевна Попова

**ОТЛОЖЕНИЕ СОЛЕЙ
Самые эффективные методы лечения**

Ведущий редактор *Н. М. Казимирчик*
Ответственный редактор *Ю. Л. Лысанюк*
Художественный редактор *Е. С. Гузенко*

Подписано к печати 14.05.2015. Гарнитура Школьная.
Формат 84×108 $^1/_{32}$. Объем 4 печ. л. Печать офсетная.
Тираж 700 экз. Заказ № 27.40

*Налоговая льгота — общероссийский классификатор продукции
ОК-005-93, том 2 — 953000*

ИК «Крылов».
Адрес для писем: 190068, Санкт-Петербург, а/я 625.
Тел./факс (812) 714-48-97.
http://www.vkrylov.ru

Отпечатано по техологии CtP
в ООО «СЗПД Принт»,
188300, Ленинградская обл., г. Гатчина,
ул. Железнодорожная, 45Б.

ОТДЕЛ СБЫТА: тел./факс: (812) 714-48-97
e-mail: db@vkrylov.ru
www.vkrylov.ru

Город	Фирма	Контакты
	Новый книжный	8-800-444-8-444, www.nk1.ru
	ЧИТАЙ ГОРОД	8-800-444-8-444, www.chitai-gorod.ru
Москва	Книжный клуб 36,6	(495) 926-45-44
	Амадеос	(495) 513-57-77, 513-57-85, 513-55-03
	Лабиринт	(495) 231-46-79, www.labirint_shop.ru
	Амрита-Русь	(499) 264-05-81, (499) 264-05-89 www.amrita-rus.ru
	Хит-книга	(901) 524-52-50, www.hitkniga.ru
	Омега-Л	(495) 228-64-58, 228-64-59
Санкт-Петербург	Хит-книга	(812) 290-95-84, (812) 973-49-01
	Спектр	ДК. им Крупской. 1-й этаж, место № 17.
	СЗКО	(812) 265-44-80, 265-44-81
	Буквоед	(812) 601-0-601, www.bookvoed.ru
	СПБ ДОМ КНИГИ ТФ	(812) 448-23-57, www.spbdk.ru
	ИП Егорова	(812) 412-59-93 ДК им. Крупской
Воронеж	Амиталь	(4732) 26-77-77, mail@amital.ru, www.amital.ru
Екатеринбург	Люмна	(343) 264-23-61, 264-23-62
Иркутск	Продалитъ	(3952) 51-30-70, www.prodalit.ru
Казань	Пегас	(843) 272-34-55, 72-01-81
Пятигорск	Твоя книга	(8793) 39-02-54, 39-02-53 www.kmv-book.ru
Рязань	Барс	(4912) 93-29-55
Самара	Чакона	(846) 331-22-23
Крым	Крымкнига	Симферополь ул.Пушкина,6 маг №2 «Книжный Дом» т.27-54-68

Екатерина АВДЕЕВА
Супы и похлебки

До революции ее имя было более известно, чем имя Елены Молоховец. Коммерческий успех ее книг был настолько велик, что породил шквал поддельных изданий под ее именем. Екатерину Алексеевну Авдееву называли «королевой кулинарии» и «женщиной, которая первой вернула русскому человеку его исконную русскую кухню».

В чем была причина такой поистине народной любви? Да в том, что свои книги Авдеева писала для обыкновенных людей. Простые рецепты для домашней кухни, обычные продукты. Рецепты она собирала по всей России, проехав ее всю — от Сибири до южных окраин.

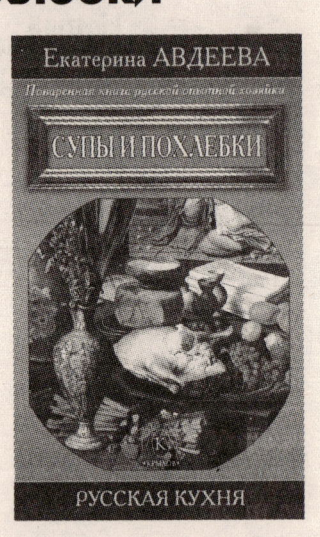

Вы узнаете:
• рецепты кофейного супа, супа из огурцов, супов из пива, манного, лимонного, шоколадного супов, разных видов ухи, борща, щей, солянок, грибных супов;
• что такое желтый суп, красный суп и черный суп старых времен, как правильно готовить супы-скороспелки и супы-пюре;
• рецепты превеликого множества не только исконно русских супов и похлебок, но и грузинских, армянских, испанских, французских супов, приспособленных под особенности русской кухни;
• что такое волованы и кнели, которые превратят любой суп в настоящее лакомство, и как правильно их приготовить;
• как можно делать заготовки впрок в виде сухих и плиточных бульонов.

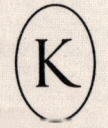

www.vkrylov.ru

ПРИГЛАШАЕМ АВТОРОВ К СОТРУДНИЧЕСТВУ!